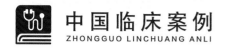

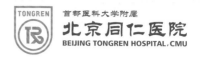

首都医科大学附属
北京同仁医院
BEIJING TONGREN HOSPITAL, CMU

临床实践与教学丛书

总主编　金子兵

白内障病例精解

主 编　宋旭东　刘兆川

上海科学技术文献出版社
Shanghai Scientific and Technological Literature Press

图书在版编目（CIP）数据

白内障病例精解 / 宋旭东，刘兆川主编 . -- 上海：
上海科学技术文献出版社，2024. -- （中国临床案例）.
ISBN 978-7-5439-9145-3

Ⅰ . R779.66

中国国家版本馆 CIP 数据核字第 2024WT9447 号

策划编辑：张　树
责任编辑：应丽春
封面设计：李　楠

白内障病例精解

BAINEIZHANG BINGLI JINGJIE

主　　编：宋旭东　刘兆川
出版发行：上海科学技术文献出版社
地　　址：上海市淮海中路 1329 号 4 楼
邮政编码：200031
经　　销：全国新华书店
印　　刷：河北朗祥印刷有限公司
开　　本：787mm×1092mm　1/16
印　　张：14.25
版　　次：2024 年 7 月第 1 版　2024 年 7 月第 1 次印刷
书　　号：ISBN 978-7-5439-9145-3
定　　价：198.00 元

http://www.sstlp.com

《白内障病例精解》

编委会

主　编

宋旭东　刘兆川

副主编

董　喆　陶　靖

编　委

（按姓氏笔画排序）

丁　宁　　丁雪菲　　万　雨
王进达　　王晓贞　　王震宇
方　蕊　　冯　星　　吕宁馨
刘兆川　　刘雨诗　　刘振宇
孙腾洋　　李栋军　　李恩洁
李逸凡　　杨一佺　　杨文利
何　渊　　余旸帆　　宋旭东
张　川　　岳沛林　　贾宇轩
钱　进　　陶　靖　　董　喆

注：以上编委会名单人员工作单位均为"首都医科大学附属北京同仁医院"。

■ 第一主编简介

宋旭东，主任医师，教授，博士生导师，首都医科大学附属北京同仁医院白内障中心主任。兼任北京医师协会眼科专科医师分会白内障分会副主任委员，中国医师协会显微外科医师分会眼显微外科专业委员会副主任委员，中国研究型医院学会糖尿病专业委员会糖尿病眼病学组委员，中国老年医学学会眼科分会委员，中国医师协会眼科医师分会白内障专业委员会委员，中国老年保健协会眼保健专业委员会委员，中国医学装备协会眼科专业委员会常务委员、屈光与白内障装备学组组长，中日医学科技交流协会眼科分会副会长，中国医疗器械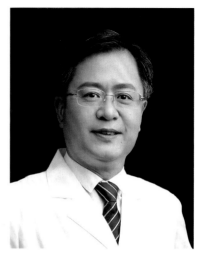行业协会眼科分会委员，《眼科》杂志编委，《中华眼科医学杂志（电子版）》编委，《中华眼科杂志》通讯编委。

从事眼科专业36年，是国内较早开展白内障超声乳化手术的医生之一。手术技术精湛，在眼科疾病许多方面，尤其是复杂白内障手术、先天性白内障手术、晶状体或人工晶状体半脱位手术等，具有独特的手术技巧。多次在全国眼科学术会议上进行手术演示及进行专题演讲，多次参加国际眼科学术会议并发言。第一作者或通讯作者发表学术论文60余篇，主编和副主编眼科专著3部，合作主译眼科专著1部，主审译著2部，参加编写专著10部。重点研究方向是白内障基础与临床研究。作为课题负责人主持5项课题：国家级课题2项，部级课题1项，局级课题2项。2010年获中华医学会和眼科学分会授予的"中华眼科学会奖"。除此之外，还参与了国家自然科学基金和"十一五"国家科技攻关计划项目的研究工作。获得北京市科学技术进步三等奖2次，"劈核技术在硬核白内障超声乳化手术中的应用"获2000年北京市科学技术进步三等奖（第1位），"牛磺酸干预不同类型白内障的分子机制"获2001年北京市科学技术进步三等奖（第3位）。

■ 第二主编简介

刘兆川，眼科学博士，2016年毕业于中山大学眼科中心，美国南加州大学访问学者，北京市优秀人才青年骨干，院级青年临床医疗技术骨干。毕业至今就职于首都医科大学附属北京同仁医院白内障中心。兼任中国医学装备学会眼科分会委员，中国老年保健医学研究会老年康复分会委员，《中华眼科医学杂志（电子版）》编委。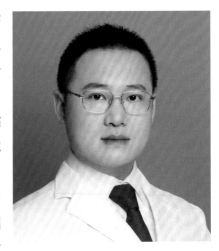

主要从事晶状体病等方向的临床和科研工作，曾主持完成北京市自然科学基金在内5项课题，参与国家自然科学基金面上项目4项，以第一作者发表论文10余篇，作为主/副主编（译）出版学术书籍2部，获得省部级科技进步奖二等奖1项。擅长白内障及其相关疾病的防治和手术治疗，特别是现代白内障手术治疗如超声乳化白内障吸除联合人工晶状体植入术等。

■ 第一副主编简介

董喆，眼科学博士，主任医师，副教授，硕士研究生导师，现就职于首都医科大学附属北京同仁医院白内障中心。兼任中国医学装备协会眼科专业委员，中国女医师协会眼科分会白内障学组委员，《眼科》杂志编辑委员。

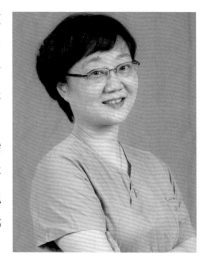

临床方面有丰富的临床手术经验，擅长各种复杂类型白内障的手术治疗和高度近视的眼内屈光治疗。多次带队完成各级防盲机构组织的"光明行"活动。重视科研工作，副主编专著1部，主译专著2部，参编专著5部，发表SCI论文及核心期刊论文20余篇。

■ 第二副主编简介

陶靖，眼科学博士，副主任医师，副教授，硕士研究生导师，北京市科技新星，现就职于首都医科大学附属北京同仁医院白内障中心。兼任中国医疗保健国际交流促进会眼科学分会委员，中国医药教育协会智能医学专业委员会智能眼科学组委员。

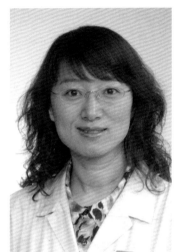

临床方面：主要从事眼科临床、科研、防盲、教学和科普等工作。擅长各类复杂白内障疾病的诊断和手术治疗，掌握飞秒激光辅助白内障超声乳化手术等国际前沿技术。

科研方面：作为负责人主持国家自然科学基金、北京市科技新星项目等多项课题，并发表SCI及核心期刊论文20余篇，获国家级专利1项，省部级优秀科研成果奖1项，作为副主编出版论著《超声乳化白内障手术集锦》。多次在国际会议发言进行学术交流，论文被眼科最高学术论坛ARVO年会评为学术"热点"予以高度评价。

防盲方面：2016年作为医务主任带领国家卫健委"健康快车"医疗队圆满完成白内障扶贫手术任务，另外多次赴巴基斯坦、西藏等地参加"光明行"等白内障防盲公益行动，并得到《人民日报》、中央电视台等主流媒体报道和高度赞扬。

教学科普方面：指导研究生的课题研究工作。多次应邀中央电视台《健康之路》、中央人民广播电台《老年之声》等科教栏目开展了科普工作。2020年，科普教学作品获国家级优秀奖。

获奖情况：2019年北京同仁医院青年临床技术骨干评选中获"同仁菁英"奖。2020年度全国白内障手术达人赛中以第一名的成绩荣获特等奖。

■ 序

　　首都医科大学附属北京同仁医院，作为国内医学界的翘楚，历经百余年的积淀，为无数患者带来了生命的曙光。白内障病例，虽看似常见，实则关乎患者的生命质量。由宋旭东教授领衔的首都医科大学附属北京同仁医院白内障团队以高超的医术和严谨的态度，为患者拨云见日，重现光明。

　　本书所收录的病例，均来自首都医科大学附属北京同仁医院的临床实践，涵盖了疑难杂症和典型病例。对这些病例的解析过程，是对首都医科大学附属北京同仁医院医护人员精湛技艺的真实记录与深入剖析，旨在传承经验，启迪未来。

　　在当今医学领域，科技日新月异，人工智能、大数据等新技术为医学研究与实践提供了无限可能。首都医科大学附属北京同仁医院紧跟时代步伐，将传统医学与现代科技完美结合，不断开拓创新，为患者提供更高效、更精准的诊疗服务。《白内障病例精解》的编纂与出版，正是这一努力的成果。

　　这本书的出版发行不仅体现了首都医科大学附属北京同仁医院在医学领域的卓越贡献，更是对广大医者、学者及患者同道的共同启发。我衷心希望通过这本书，共同探讨医学的真谛，为我国的眼健康事业做出更大的贡献。

2024年1月于北京

序言专家简介

　　金子兵，主任医师，眼科教授，博士生导师。现任首都医科大学附属北京同仁医院副院长、北京市眼科研究所授权法人、首都医科大学眼科学院副院长。兼任中华医学会眼科分会学组委员、北京医学会眼科分会常务委员、组长，牵头发起成立中国高度近视研究联盟（CHARM）。

　　围绕遗传性视网膜疾病和高度近视完成系列原创性工作，在视网膜类器官、干细胞移植、基因诊断及编辑治疗研究方面积累了多年经验。主要研究重大致盲性眼病的临床与再生医学研究。

　　获国家杰出青年科学基金、优秀青年科学基金、青年北京学者、万人领军以及中国青年科技奖、亚太眼科成就奖等荣誉。

■ 前言

随着医疗技术日新月异的进步，常规白内障手术已在基层医院得到了普及。但我们在临床工作中还是时常会遇到一些极具挑战性的疑难病例，需要术者运用高超的手术技巧和丰富的经验来解决。而这本《白内障病例精解》的出版，旨在为临床医生们分享来自首都医科大学附属北京同仁医院的经验，以共同攻克这一难题。

本书汇集了首都医科大学附属北京同仁医院众多白内障领域专家的临床经验，针对不同类型的白内障病例进行了详细的剖析。从诊断到治疗方案的设计，从手术技巧的应用到术后随访，该书内容涵盖了诸多疑难白内障病例的诊疗。我们希望通过手术技巧的展示，能够帮助广大读者更好地理解各类疑难白内障病例的本质、掌握具有同仁特色且实用的手术技巧、共同提高对疑难白内障病例的认识和治疗水平。在编写过程中，我们注重理论与实践相结合，力求使内容既具有科学性又具有实用性。同时，我们也加入了大量的案例分析和经验总结，以增强丛书的可读性和指导意义。

我们深信，这本《白内障病例精解》将成为临床医生在疑难白内障诊疗领域的重要参考书籍，为推动白内障诊疗技术的发展做出积极的贡献。感谢所有参与编撰的专家和工作人员，是他们的共同努力和智慧结晶，才让这本书得以顺利出版。愿它成为眼科白内障领域的一盏明灯，指引我们不忘初心、精益求精、携手前行。

2024年1月于北京

■目录

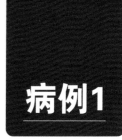

RK术后散光矫正型人工晶状体植入

一、病历摘要

（一）基本信息

患者男性，51岁，主因"双眼渐进性、无痛性视物不清2年"至我院白内障中心门诊就诊。

患者30年前曾因双眼高度近视在外院行双眼放射状角膜切开术（radial keratotomy，RK）。否认高血压、糖尿病史。否认外伤史及用药史。

（二）专科检查

视力：右眼0.2，左眼0.1。矫正视力：右眼0.5，左眼0.4。眼压：右眼15.2mmHg；左眼15.0mmHg。裂隙灯检查：双眼角膜基质层可见放射状瘢痕，余角膜基质透明，KP（－），前房深，Tyn（－），瞳孔圆，对光反射灵敏，晶状体混浊，Ⅱ级核，晶状体虹膜隔轻度震颤，玻璃体混浊。

（三）辅助检查

1. 眼前节照相 可见双眼角膜基质放射状瘢痕（病例1图1）。

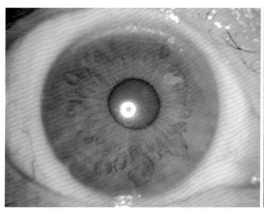 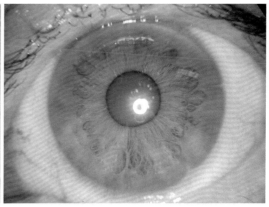

右眼 　　　　　　　　　　　　　　　　左眼

病例1图1 眼前节照相

2. 眼底照相 双眼可见屈光间质混浊，视盘可见脉络膜萎缩弧，豹纹状眼底（病例1图2）。

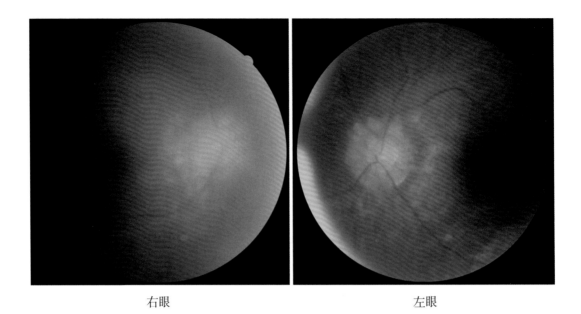

右眼   左眼

病例1图2　双眼眼底照相

3．OCT检查　双眼黄斑结构大致正常（病例1图3）。

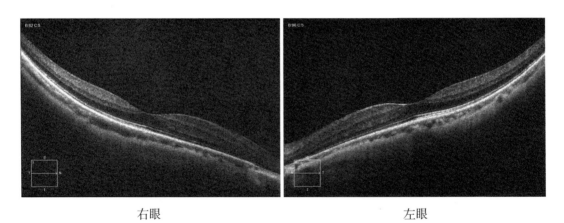

右眼   左眼

病例1图3　OCT检查

4．UBM检查　UBM提示双眼房角开放，晶状体赤道部距睫状突距离不等，颞侧略大于鼻侧，晶状体位置异常（病例1图4）。

5．IOL Master 700生物测量　双眼结果显示左眼散光1.75D（病例1图5）。

6．Pentacam角膜地形图　可见角膜中央3.0mm区域内散光规则，SimK vs TCRP无明显差异；B/F＝86.3%（病例1图6）。

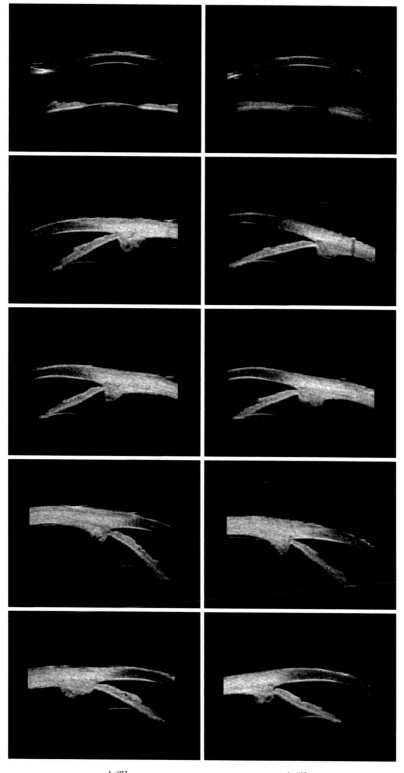

右眼　　　　　　　　　　　左眼

病例1图4　UBM检查

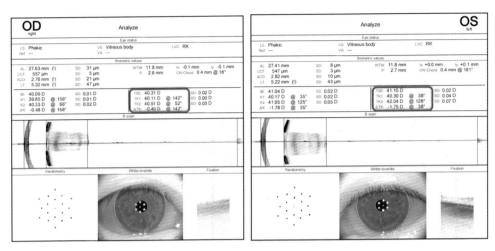

病例1图5　左眼散光1.75D

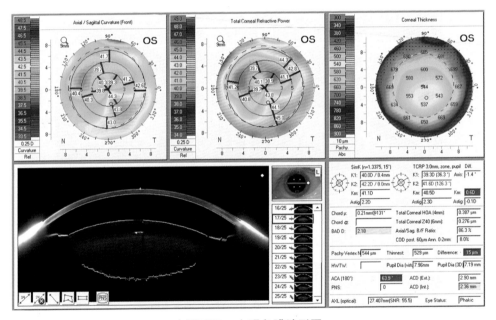

病例1图6　左眼角膜地形图

（四）诊断

1. 双眼年龄相关性白内障

2. 双眼晶状体不全脱位

3. 双眼放射状角膜切开术后

4. 双眼高度近视

（五）诊疗经过

该患者在术前沟通时明确提出在去除左眼白内障的同时尽量减少术后残余散光。为尽量满足患者散光矫正的需求，本专业组在术前对患者双眼角膜地形图进行分析，认为患者散光较为规则。同时散瞳后观察患者左眼晶状体不全脱位范围小于90°。根据2017年《我国散光矫正型人工晶状体临床应用专家共识》，该患者具备使用散光矫正型人工晶状体使用指征。人工晶状体计算公式选用APACRS网站Barrett True K Toric Calculator公式，选择人工晶体（intraocular len，IOL）类型为Alcon IQ SN6ATx Toric IOL，人工晶状体等效球镜度数13.5DS，预留-0.11DS，散光轴位为129°，预留残留散光0.31DC。为最大限度实现散光精准矫正，本专业组在Callisto Eye白内障数字手术导航系统辅助下行左眼超声乳化白内障吸除＋囊袋张力环植入＋散光矫正型人工晶状体植入术（病例1图7）。

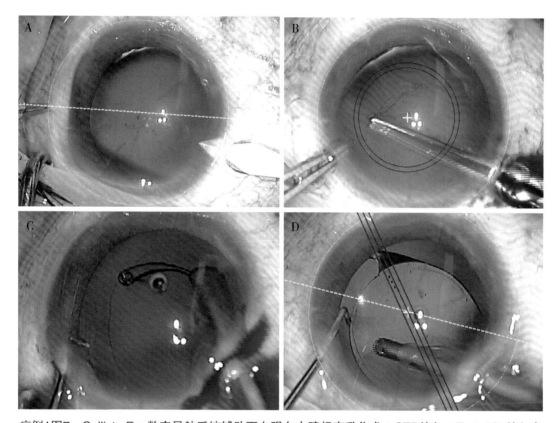

病例1图7　Callisto Eye数字导航系统辅助下左眼白内障超声乳化术＋CTR植入＋Toric IOL植入术

A：在160°位点构筑2.2mm角膜缘切口，避开放射状角膜基质瘢痕区域；B：导航辅助下连续环形撕囊，直径5.5mm，可见4～6点晶状体赤道部；C：囊袋内植入预装式张力环；D：植入Toric IOL并导航辅助下调整IOL位置，散光轴位为129°。

　　术后1个月复查，患者左眼裸眼视力0.7，矫正视力-1.0DS/-0.25DC×161°＝0.8。术后19个月复查，患者左眼裸眼视力0.8，矫正视力-0.5DS/-0.5DC×145°＝0.9。远期散光矫正效果稳定，人工晶状体居中位正，未见后囊混浊（病例1图8）。病例1图9为术后19个月左眼OPD III视觉质量分析可见全眼波前像差为0.771μm，高阶像差为0.276μm，均在可接受范围。全眼倾斜（tilt）为0.403μm，其中角膜倾斜为0.607μm，眼内倾斜为

0.259μm，可见该低阶像差产生原因主要来自角膜，而眼内IOL-囊袋-CTR复合体倾斜较低，稳定性良好。

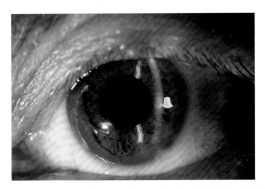

病例1图8　患者左眼Callisto Eye导航辅助下超声乳化白内障吸除＋CTR植入＋Toric IOL植入术后19个月左眼前节裂隙灯像

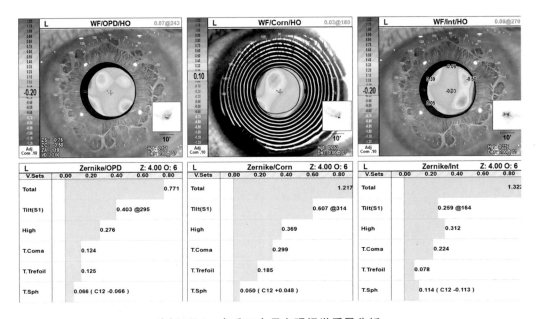

病例1图9　术后19个月左眼视觉质量分析

二、疾病介绍

放射状角膜切开术（radial keratotomy，RK）是一种20世纪80～90年代广泛使用的屈光矫正手术，这项技术于20世纪70年代由苏联眼科医生Svyatoslav Nikolay Fyodorov最早应用，这种手术沿以视轴为中心的3～4mm光学区外部向角膜缘方向做一系列放射状切口切开角膜上皮层和基质层，术者根据患者需要矫正的屈光度来选择切开角膜的切口数量；术后角膜边缘的切口之间相互延伸牵拉愈合从而改变中央角膜形态，以此达到近视矫正的目的。虽然放射状角膜屈光手术对近视有一定的矫正效果，但RK手术具有明显的缺点：①角膜放射切口愈合缓慢且不可预测；②角膜瘢痕增加眩光和光晕；③角膜生物力学降低致眼球易破裂；④远视漂移；⑤白内障术前生物测量不准确，K值被高估，真实屈光力偏低；ELP被低估，真实IOL位置偏后，从而导致IOL的度数计算不准确；⑥角膜高阶像差增大。在20世纪90年代应用十余年后逐渐被准分子激光屈光性角膜切削术（photorefractive keratctomy，PRK）、准分子激光原位角膜磨镶术（laser in situ keratomileusis，LASIK）等其他手术方式所取代。

白内障是一种影响患者视力和导致视觉质量改变的常见眼部疾病，主要表现为各种因素导致的晶状体部分或全部混浊引起患者的视力下降。放射状角膜切开术经过了约半个世纪的发展历史，时至今日部分患者已发展出白内障，需要行白内障手术治疗。多年来有角膜屈光手术史的眼内人工晶状体屈光度的精准计算已被证实对每一位眼科医生而言都是一项巨大的挑战，其中放射状角膜切开手术对角膜所带来的改变与其他角膜屈光手术有所不同，且因其手术切口的不规则性，更成为眼科医生亟须攻克的难题，Wang和Kock等的研究表明计算精度在 ± 0.5D内的患者仅占30% ~ 70%。

首先由于放射状角膜屈光手术改变了正常角膜形态，曾有研究认为放射状角膜切开手术会使两个角膜表面产生类似的变化，两表面平行变形，遂假设角膜屈光指数依然有效，但近年来，Scheimpflug成像技术显示放射状角膜切开术后的角膜后表面比前表面变得更平，因此原有的角膜屈光指数不再可行，此外手术瘢痕造成周边角膜变陡峭，依然使用直径3mm测量范围会使角膜屈光度被高估，所以角膜曲率的测量值与实际值之间存在较大差异，导致此类患者推算出的人工晶状体度数常常偏高，且此类患者多为高度近视，患者眼轴测量也会存在较大误差，其次，由于患者角膜瘢痕的存在，使得角膜本身屈光状态不稳定，角膜瘢痕的存在使得角膜不规则散光增大，有研究表明，RK术后60%患者存在+0.5D ~ +1.25D的日间视力波动，这些原因共同造成人工晶状体有效位置推算出现误差，进而造成人工晶状体屈光度计算出现误差。

对于放射状角膜切开术后患者，应用较为广泛的SRK/T等第三代人工晶状体会产生较大的屈光误差，针对此类误差临床上已经提出了多种测算公式，如临床病史法、双K值法、Shammas公式、Barrett True K公式、光线追踪法等多种方法，其中临床病史法被认为是角膜屈光术后人工晶状体屈光度计算的金标准，但由于RK患者病史较为久远，RK术前资料收集难度较大，临床难以推广应用；Barrett True K公式是由Barrett Universal公式改进的一个基于回归的公式，该公式结合Double-K公式的方法，可以对放射状角膜屈光术后患者的K值进行修正，并通过前房深度和人工晶状体厚度来推算人工晶状体有效位置，降低了角膜曲率测量误差的影响。该公式自应用以来取得了不错的结果，Wang等研究显示，角膜屈光手术后Barrett True K公式法的屈光误差在±0.5D、±1.0D以内的占比为58.7%、90.4%，显示出相对良好的预测准确性。

三、病例点评

本病例RK术后患者是否可以应用Toric IOL在治疗白内障的同时矫正散光。根据2017年《我国散光矫正型人工晶状体临床应用专家共识》，存在晶状体悬韧带松弛或轻度离断，如高度近视和假性囊膜剥脱综合征的患者需谨慎使用Toric IOL。对于角膜不规则散光，如角膜瘢痕、角膜变性、圆锥角膜等，不适宜使用Toric IOL。本病例患者角膜虽然存在放射状瘢痕，但中央3mm区域角膜散光规则；虽然该患者散瞳后可见左眼晶状体4～6点悬韧带断裂，但可以通过囊袋张力环的使用增加IOL在眼内抗倾斜和偏位的稳定性。综上考虑，本病例可以考虑使用Toric IOL矫正散光。

下一步解决的问题就是Toric IOL的精准性。我们需要在手术前生物测量、Toric IOL度数计算公式的选择和手术过程中做到极致的精准。目前各种角膜生物测量的仪器发展迅速，除角膜曲率计外（自动/手动），包括基于光学相干断层技术（optical coherence tomography，OCT）的IOL Master（德国Zeiss公司）、基于光学低相干式反射技术（optical low coherence reflectometry，OLCR）的Lenstar（美国Haag-Streit公司）、基于Scheimpflug摄像技术的Pentacam（德国Oculus公司），以及基于Placido盘成像原理的iTrace（美国Tracy公司）和OPD Scan Ⅲ等（日本Nidek公司）。以上角膜生物测量仪对角膜曲率检测各具优势，但在准确性方面评价不一。由于不同仪器的设计原理不同，技术员对仪器的理解和把控有差异，生物测量结果往往存在一定程度的差异。无论是眼轴长度、角膜散光大小和轴位均有一定程度的偏差。因此，在临床中应尽量固定检测人员，重复测量2～3次，必要时结合多种测量方法的结果，确定较为准确的角膜生物测量数据。此外，要重视眼表健康对角膜生物测量结果的影响，特别是泪膜的因素。因此，检查时应嘱患者注视正前方，眨眼数次至泪膜稳定后再进行检查。

在IOL计算公式选择方面，对于角膜屈光术后的白内障患者，建议采用Barrett True-K Toric公式进行计算。在手术方面，Toric IOL植入的手术培训至关重要，其核心在于"精准"两字，包括术前散光轴位精准的标记，术中Toric IOL轴位精准的比对和术后细致的随访。本病例使用手术导航系统进行切口定位、引导连续环形撕囊并术中实时显示散光矫正轴位，最大限度做到了手术的精准，故而得到了良好的远期散光矫正效果。

四、延伸阅读

散光轴位的准确性对Toric IOL散光矫正效果至关重要。Toric IOL每旋转1°便可降低

3.3%的散光矫正效能，若轴位偏转30°则导致Toric IOL无散光矫正效果，并产生散光轴位的改变。Hirnschall等人对4949只眼的回顾性分析显示，Toric IOL矫正散光的误差27%是由于术前角膜生物测量，14.4%是由于IOL轴位偏移，11.3%是由于IOL倾斜导致。

目前，散光轴位标记主要分为手动标记和手术数字导航系统辅助标记两种方法。手动标记需要患者应取坐位，并嘱患者平视前方，坐姿、头位、眼位都保持正位。术者在裂隙灯下标记患者角膜缘0°和180°两个点，且确保两点连线经过角膜中心点。患者术中在仰卧位，再使用Mendez量规（或飞秒激光）标记IOL目标轴位。然而，手动标记的程序较为烦琐，且精确性受到患者配合度、标记者熟练程度和标记笔等质量等因素影响，需要一定的学习曲线。近年来，手术数字导航系统，如Verion数字导航系统（美国Alcon公司）和Callisto Eye数字导航系统（德国Zeiss公司）等，通过比对眼前节像和术中实时的虹膜、角膜缘和巩膜血管，可以在术中对切口位置、角膜中心点、撕囊大小和目标散光轴位进行实时、快速、无创和精准的定位。

高质量的手术是Toric IOL矫正散光成功的基础。首先，需注意撕囊口良好的居中性，撕囊口要覆盖Toric IOL光学部边缘0.5mm，以确保IOL的稳定性。飞秒激光辅助白内障手术（femtosecond laser assisted cataract surgery，FLACS），可精准构建角膜切口，制作完美的撕囊口并减少超声能量的使用。其次，要精细调位至标记的Toric IOL轴位处，完全吸除IOL后的粘弹剂，避免术后出现IOL移位，同时轻压IOL光学部，使其与后囊膜贴紧。再次，术毕要再检查Toric的轴位是否与目标轴位一致，保证切口水密，避免IOL移位。

密切的术后随访是确保散光矫正效果的重要环节。Toric IOL旋转多发生在术后1个月内，平均轴位旋转在3°~5°。随访时，需检查患者裸眼视力、残留散光度数，特别注意要散瞳后检查Toric IOL是否存在旋转、倾斜和偏中心。美国国家标准协会制定Toric IOL旋转稳定性标准，要求在植入Toric IOL术后3个月内连续2次随访检查中，至少90% IOL的旋转小于5°。若出现Toric IOL旋转度数过大而导致明显的残留散光度数增加、裸眼视力不佳，需及时重新标记轴位并行IOL调位术，调位时间最好在1~2周。

（病例提供者：刘兆川　宋旭东　首都医科大学附属北京同仁医院）

（点评专家：宋旭东　钱　进　首都医科大学附属北京同仁医院）

参考文献

[1]中华医学会眼科学分会白内障与人工晶状体学组.我国散光矫正型人工晶状体临床应用专家共识

（2017年）[J].中华眼科杂志，2017，53（1）：4.

[2]Keshav V，Henderson BA.Astigmatism Management with Intraocular Lens Surgery[J].Ophthalmology，2021，128（11）：e153-e163.

[3]Ruiz-Alcocer J，Martinez-Alberquilla I，Lorente-Velazquez A，et al.Effect of defocus combined with rotation on the optical performance of trifocal toric IOLs[J].Eur J Ophthalmol，2022，32（1）：249-254.

[4]Schallhorn SC，Hettinger KA，Pelouskova M，et al.Effect of residual astigmatism on uncorrected visual acuity and patient satisfaction in pseudophakic patients[J].J Cataract Refract Surg，2021，47（8）：991-998.

[5]Kessel L，Andresen J，Tendal B，et al.Toric Intraocular Lenses in the Correction of Astigmatism During Cataract Surgery：A Systematic Review and Meta-analysis[J].Ophthalmology，2016，123（2）：275-286.

[6]Villegas EA，Alcon E，Artal P.Minimum amount of astigmatism that should be corrected[J].J Cataract Refract Surg，2014，40（1）：13-19.

[7]Epitropoulos AT，Matossian C，Berdy GJ，et al.Effect of tear osmolarity on repeatability of keratometry for cataract surgery planning[J].J Cataract Refract Surg，2015，41（8）：1672-1677.

[8]Koch DD，Jenkins RB，Weikert MP，et al.Correcting astigmatism with toric intraocular lenses：effect of posterior corneal astigmatism[J].J Cataract Refract Surg，2013，39（12）：1803-1809.

[9]Abulafia A，Hill WE，Koch DD，et al.Accuracy of the Barrett True-K formula for intraocular lens power prediction after laser in situ keratomileusis or photorefractive keratectomy for myopia[J].J Cataract Refract Surg，2016，42（3）：363-369.

[10]Hirnschall N，Findl O，Bayer N，et al.Sources of Error in Toric Intraocular Lens Power Calculation[J].J Refract Surg，2020，36（10）：646-652.

[11]Ding N，Wang X，Song X.Digital versus slit-beam marking for toric intraocular lenses in cataract surgery[J].BMC Ophthalmol，2022，22（1）：323.

[12]Montes DOI，Kim EJ，Wang L，et al.Accuracy of toric intraocular lens axis alignment using a 3-dimensional computer-guided visualization system[J].J Cataract Refract Surg，2016，42（4）：550-555.

[13]Waltz KL，Featherstone K，Tsai L，et al.Clinical outcomes of TECNIS toric intraocular lens implantation after cataract removal in patients with corneal astigmatism[J].Ophthalmology，2015，122（1）：39-47.

[14]Visser N，Bauer NJ，Nuijts RM.Toric intraocular lenses：historical overview，patient selection，IOL calculation，surgical techniques，clinical outcomes，and complications[J].J Cataract Refract Surg，2013，39（4）：624-637.

[15]Gyongyossy B，Jirak P，Schonherr U.Long-term rotational stability and visual outcomes of a single-piece hydrophilic acrylic toric IOL：a 1.5-year follow-up[J].Int J Ophthalmol，2017，10（4）：573-578.

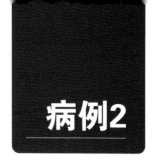
RK术后白内障超声乳化吸除术

一、病历摘要

（一）基本信息

患者男性，46岁，主诉：双眼逐渐视力下降2年。

现病史：自幼双眼高度近视，25年前双眼行RK近视矫正术；有可疑POAG史（眼压21～23mmHg）。

既往史：否认高血压、糖尿病史。否认外伤史及用药史。

个人史、家族史：无特殊。

（二）专科检查

视力：右眼：裸眼视力0.4，矫正视力-5.5DS/-1.0DC×80° =0.4，左眼：裸眼视力0.1，矫正视力-6.0DS/-2.5DC×105° =0.2。眼压：右眼17mmHg，左眼18mmHg。双角膜中周区见12条放射状RK切口线状瘢翳，中央直径3mm视区角膜清。前房中深，瞳孔圆，晶状体混浊（C2N3P2）。

（三）辅助检查

1. 眼前节照相（左眼） 角膜基质见12条放射状瘢翳，晶状体核性混浊（病例2图1）。

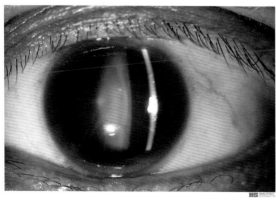
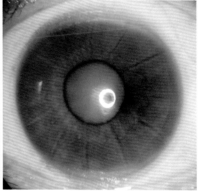

病例2图1 眼前节照相

2. 角膜内皮计数（左眼） 2394.2/mm²；六边形比例较低50%。

3．IOL Master 700检测结果（左眼）　眼轴28.51mm；角膜曲率K值32.17D，显著偏离人群均值；WTW 12.5mm。

4．Pentacam角膜地形图（左眼）　角膜呈现不规则散光形态；B/F比105.5%，显著偏离人群均值，提示RK术后，角膜前后表面形态较正常有较大变化；角膜球差0.779μm，数值较高（病例2图2）。

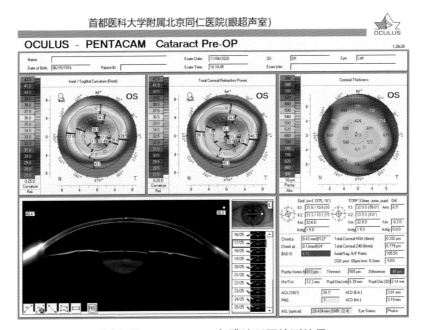

病例2图2　Pentacam角膜地形图检测结果

5．眼底立体照相（左眼）　双眼屈光间质混浊，C/D 0.4，盘沿稍窄，RNFL看不清，豹纹状高度近视眼底改变（病例2图3）。

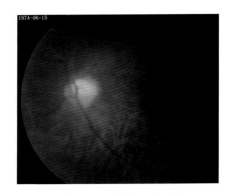

病例2图3　眼底立体照相

6．OCT检查　双眼黄斑中心凹形态和厚度未见明显异常。

7．眼部超声检查　双眼玻璃体轻度混浊（病例2图4）。

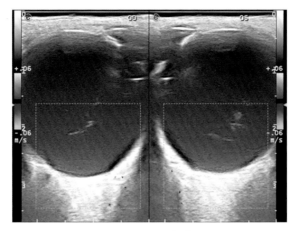

病例2图4　眼部超声检查

8．Humphrey视野（左眼）　可见旁中心暗点。

9．OPD-Scan III检查评估视觉质量（左眼）　角膜散光0.94；点扩散函数离散度大，日间和夜间视觉质量评估都很低（病例2图5）。

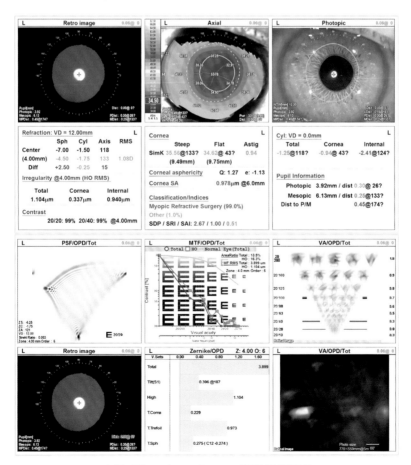

病例2图5　OPD-Scan III视觉质量评估

（四）诊断

1. 双眼年龄相关性白内障（含并发因素）

2. 双眼高度近视视网膜病变

3. 双眼放射状角膜切开术后

4. 双眼可疑开角型青光眼

5. 双眼屈光不正

（五）诊疗经过

1. 术前规划　角巩膜隧道切口；IOL计算：因患者双眼高度近视史，有戴镜习惯，用眼需求以视近为主，所以应用Barrett True K公式，目标屈光度选择（-3D左右），交代术后有屈光度偏移的可能性。

2. 手术过程　表面麻醉下，采用角巩膜隧道切口，行PHACO＋IOL植入术，手术顺利。

3. 术后情况（左眼）

术后1日眼前节照相：角膜清，前房中深，瞳孔圆，直径3mm，IOL位正（病例2图6）。

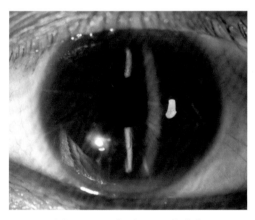

病例2图6　术后1日眼前节像

术后1个月复查：角膜清，前房中深，瞳孔圆，直径3mm，IOL位正。左眼裸眼视力0.3；矫正远视力-2.75DS＝0.9；裸眼近视力0.8。眼压：右眼14mmHg；左眼16mmHg。

OPD-Scan Ⅲ检查评估视觉质量（左眼）：术后点扩散函数离散度显著减小，日间和夜间视觉质量显著提高（病例2图7）。

角膜内皮镜（左眼）：角膜内皮损伤少。

Humphrey视野（左眼）：视野较术前无显著差异。

总之，患者术后视力和视觉质量显著提高，满意度高。

RK术后人工晶状体置换

一、病历摘要

（一）基本信息

患者女性，47岁，因"右眼白内障术后视力差1个月"于2017年8月15日来我院白内障专科就诊。

患者20年前行双眼放射状角膜切开术。

（二）专科检查

右眼裸眼视力为0.4，矫正视力为+4.75DS/−1.25DC×65°＝1.0；左眼裸眼视力为1.0，显然验光结果为+0.25DS/−1.00DC×80°＝1.0。眼压右眼15.9mmHg，左眼13.3mmHg。双眼角膜透明，可见放射状切痕（各12条），房水清亮，前房中深，右眼人工晶状体位于囊袋内，位置正，左眼可见晶体轻度混浊。双眼视盘边界清，杯盘比约为0.5，可见视盘旁萎缩弧，豹纹状眼底，血管走行正常，未见明显出血渗出，黄斑中心凹反光可见。

（三）辅助检查

1. 双眼IOL Master 700生物测量　见病例3表1。

病例3表1　术前双眼IOL Master 700生物测量

	右眼		左眼
AL	28.05mm	AL	27.88mm
K1	10.71mm/31.51D@84°	K1	10.37mm/32.55D@50°
K2	10.28mm/32.83D@174°	K2	10.09mm/33.45D@140°
R/SE	10.50mm/32，17D	R/SE	10.23mm/33.00D
Cyl	−1.32D@84°	Cyl	−0.9D@50°
ACD	5.58mm	ACD	3.27mm

2. 角膜内皮计数　右眼2170个/mm^2，左眼2235个/mm^2。

3. 眼部超声检查　提示双眼轻度玻璃体混浊。

4. OCT检查　双眼黄斑中心凹形态基本正常。

5. 右眼散瞳后前节照相　可见角膜基质12条放射状瘢痕，前囊口纤维化，人工晶状体居中位正（病例3图1）。

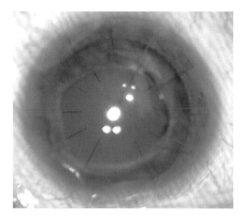

病例3图1　术前右眼前节照相

6. 右眼眼底照相　可见视盘颞侧脉络膜萎缩弧，豹纹状眼底（病例3图2）。

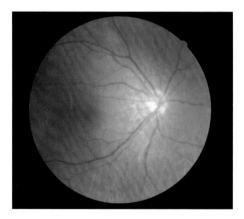

病例3图2　术前右眼眼底照相

（四）诊断

1. 右眼人工晶状体植入状态

2. 双眼屈光参差

3. 双眼屈光不正

4. 双眼放射状角膜切开术后

（五）诊疗经过

术前进行人工晶状体度数计算和修正。本例使用SRK-T公式：考虑到患者为RK术后，且前次IOL计算出现误差，因此对角膜曲率进行修正，修正右眼平均角膜曲率为29.87，前房深度5.20，眼轴长度28.05，计算IOL为23.5D，目标-0.60D。

　　该患于2017年8月21日在表面麻醉下行右眼人工晶状体置换术，术中取出原人工晶状体，同时植入+23.5D单焦点人工晶状体（Hoya251），术后1周右眼显然验光：+1.25DS/-1.25DC×62°＝1.0（病例3图3）。

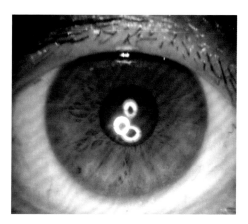

病例3图3　术后1周眼前节照相

二、疾病介绍

　　RK手术主要流行于20世纪八九十年代，是准分子激光手术出现之前主要的屈光手术，目前很多RK术后患者发生白内障需要进行手术治疗。RK手术后再进行白内障手术有一些难点：首先人工晶体度数计算准确性差，尽管许多公式都可以用于计算RK术后IOL度数计算，但是还没有共识认为哪个公式更为准确，其次RK术后角膜薄弱，存在术中放射状切口裂开风险，角巩膜缘隧道切口可以有效规避该风险，此外，部分RK术后患者原为高度近视，术后视力恢复预测性较差，存在悬韧带松弛，术后IOL不稳定，术后早期出现远视漂移等问题，RK术后白内障患者相对年轻，术后后发障发生率也较高。

三、病例点评

　　RK术后白内障IOL计算存在一定困难，但与角膜激光手术相比，RK手术由于角膜前后表面都相对扁平，所以人工晶体度数计算的难度相对更低。有研究利用Scheimpflug设备测量了这类患者角膜前后表面的曲率，得到的结论是，角膜前后表面RK术后均变平，但变形的程度并不相等。对于这些中央角膜扁平的患者，应该采取一些策略来优化人工晶体度数计算。同时，如果存在规则角膜散光，应考虑植入散光晶体而不是制作松解切口或者消融手术，从而避免进一步降低角膜稳定性。RK术后确定陡峭子午线会非常困难，因为可能存在多个陡峭和平坦的区域。RK手术后通常处于正球差的状态，因此建议植入非球面人工晶体获得更好的术后效果。

　　RK手术后再行白内障手术时，应避免切口重叠。应采用角巩膜隧道切口或微切口白内障手术（MICS），并构建在放射状瘢痕之间（病例3图4），以避免远期角膜不稳定和出现切口破裂的风险。

　　手术要点如病例3图4至病例3图9：

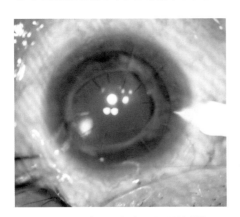

病例3图4　2个RK瘢痕之间制作微切口

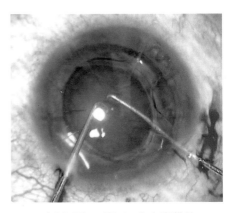

病例3图5　原IOL移出囊袋外

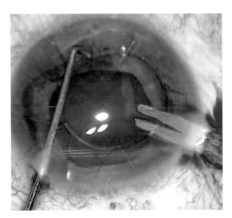

病例3图6　在眼内将原IOL剪断

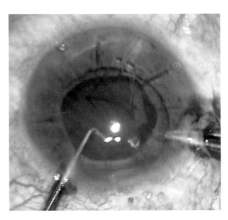

病例3图7　分段取出原IOL

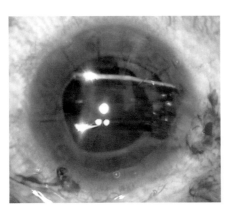

病例3图8　IOL植入

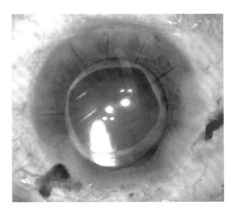

病例3图9　IOL植入囊袋内

四、延伸阅读

角膜屈光术后白内障IOL度数计算对于眼科医生来说有一定挑战性，影响IOL度数计算准确性主要有眼轴长度、角膜屈光力、有效IOL位置这几方面，而屈光术后角膜屈光力改变，准确描述角膜屈光术后角膜屈光力有一定难度，通常近视角膜屈光术后容易高估角膜屈光力，进而导致低估IOL度数。为准确评估角膜屈光力，建议角膜屈光术后白内障采用Pentacam或前节OCT准确测量角膜前后表面曲率并准确计算角膜屈光力。角膜屈光手术也会影响有效IOL位置的预测，Haigis、Haigis-L和Shammas公式中有效IOL位置不是通过角膜屈光力来推断，因此可以规避角膜屈光力变化对IOL位置预测的影响。为准确测量眼轴建议采用新型光学仪器设备进行眼部参数测量。

RK是一种针对近视的角膜屈光手术，通过角膜中周部放射状切开后瘢痕收缩，导致中央角膜变平来矫正近视。RK手术主要流行于20世纪80—90年代，接受过RK手术的患者将会在未来几十年需要进行白内障手术。RK术后白内障IOL计算误差率较高。在2020年发表的一项回顾性研究中，作者比较了Haigis公式和Barrett true K公式计算RK术后眼IOL的预测误差，所有参数都是用IOL Master 500或700测量获得，Barrett公式的平均屈光预测误差更小，但两组患者的平均绝对屈光度预测误差无显著性差异。如果角膜曲率很平，Barrett公式往往导致远视的结果。2020年的另一项回顾性研究比较了Barrett True K公式的不同亚型与其他收敛公式，结果显示Barrett True K（历史）公式计算结果更好，产生的中位数绝对误差为0.275D。不需要预先知晓RK的公式中，Haigis公式被发现是最准确的，而DK-Holladay-IOLM和Potvin-Hill公式准确性略差。Ma等人研究发现ASCRS在线IOL计算器也能够获得比较准确的结果。

（病例提供者：王进达　宋旭东　首都医科大学附属北京同仁医院）

（点评专家：宋旭东　王晓贞　冯　星　首都医科大学附属北京同仁医院）

参考文献

[1]Huang SC，Chen HC.Overview of laser refractive surgery[J].Chang Gung Med J，2008，31（3）：237-252.

[2]Turnbull A，Crawford GJ，Barrett GD.Methods for Intraocular Lens Power Calculation in Cataract Surgery after Radial Keratotomy[J].Ophthalmology，2020，127（1）：45-51.

[3]Zhang JS，Liu X，Wang JD，et al.Outcomes of Phacoemulsification Using Different Size of Clear

Corneal Incision in Eyes with Previous Radial Keratotomy[J].PLoS One，2016，11（12）：e0165474.

[4]Anders P，Anders LM，Barbara A，et al.Intraocular lens power calculation in eyes with previous corneal refractive surgery[J].Ther Adv Ophthalmol，2022，14：25158414221118524.

[5]Wang L，Koch DD.Intraocular Lens Power Calculations in Eyes with Previous Corneal Refractive Surgery：Review and Expert Opinion[J].Ophthalmology，2021，128（11）：e121-e131.

[6]Wegener A，Laser-Junga H.Photography of the anterior eye segment according to Scheimpflug's principle：options and limitations-a review[J].Clin Exp Ophthalmol，2009，37（1）：144-154.

[7]Nakagawa T，Maeda N，Higashiura R，et al.Corneal topographic analysis in patients with keratoconus using 3-dimensional anterior segment optical coherence tomography[J].J Cataract Refract Surg，2011，37（10）：1871-1878.

[8]Haigis W.Intraocular lens calculation after refractive surgery for myopia：Haigis-L formula[J].J Cataract Refract Surg，2008，34（10）：1658-1663.

[9]Shammas HJ，Shammas MC.No-history method of intraocular lens power calculation for cataract surgery after myopic laser in situ keratomileusis[J].J Cataract Refract Surg，2007，33（1）：31-36.

[10]Waring GO，Lynn MJ，McDonnell PJ.Results of the prospective evaluation of radial keratotomy （PERK）study 10 years after surgery[J].Arch Ophthalmol，1994，112（10）：1298-1308.

[11]Leite de Pinho Tavares R，de Almeida Ferreira G，Ghanem VC，et al.IOL Power Calculation After Radial Keratotomy Using the Haigis and Barrett True-K Formulas[J].J Refract Surg，2020，36（12）：832-837.

[12]Ma JX，Tang M，Wang L，et al.Comparison of Newer IOL Power Calculation Methods for Eyes With Previous Radial Keratotomy[J].Invest Ophthalmol Vis Sci，2016，57（9）：OCT162-168.

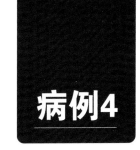
ICL取出联合白内障超声乳化吸除术

一、病历摘要

（一）基本信息

患者男性，39岁，主因"双眼渐进性、无痛性视力下降2年余"就诊于我院白内障科。

现病史：14年前曾因高度近视（右眼-11.00DS，左眼-10.00DS），于外院行双眼有晶体眼后房型人工晶体（implantable collamer lens，ICL）植入术（以下简称ICL植入术）。术后1周复查显然验光，结果显示双眼均残留-1.00DS近视，故行双眼准分子激光角膜切削术（photorefractive keratectomy，PRK），自述术后偶有眩光等不适感，但整体满意度可。

既往史：否认外伤史及用药史。

（二）专科检查

视力：右眼0.5，矫正视力0.7（-2.00DS/-0.75DC×55°）；左眼0.6，矫正视力0.6（-1.00DS/-1.00DC×170°）。眼压：右眼13mmHg；左眼14mmHg。裂隙灯检查：双眼结膜无充血，角膜清，KP（-），前房中深，Tyn（-），瞳孔圆，直径约3mm，对光反射存在，ICL在位，晶状体前囊下混浊，眼底窥不入。

（三）辅助检查

1. 眼前节照相　可见双眼晶状体前囊下混浊（病例4图1）。

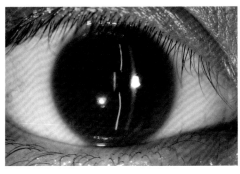 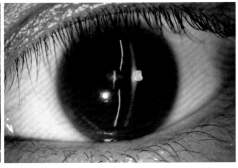

右眼　　　　　　　　　　　　　　左眼

病例4图1　双眼晶状体前囊下混浊

2．眼底照相　双眼屈光间质混浊，眼底窥不入（病例4图2）。

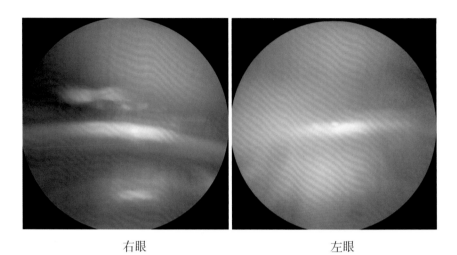

右眼　　　　　　　　　　　左眼

病例4图2　双眼屈光间质混浊，眼底窥不入

3．OCT检查　双眼高度近视眼底改变，神经上皮表面少量强反射相贴，神经上皮外层欠连续（病例4图3）。

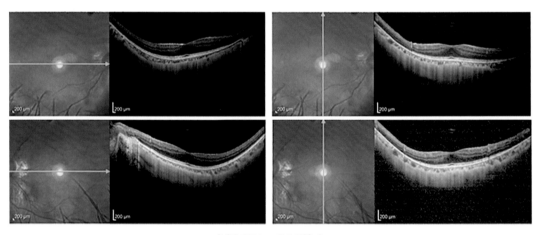

病例4图3　OCT检查

注：上排为右眼，下排为左眼。

4．Pentacam角膜地形图　右眼角膜中央形态较规则，全角膜散光为0.7D，4mm区域内角膜高阶像差为0.202μm，6mm区域内角膜不规则散光为0.161，Kappa角0.25mm，B/F＝82.0%（病例4图4）。

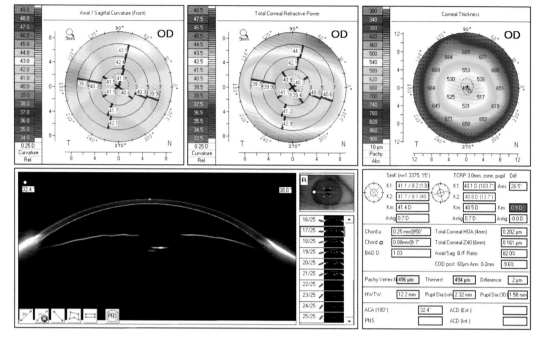

病例4图4　右眼眼角膜地形图

5. IOL Master 700及角膜内皮镜生物学测量数据　双眼属于超长眼轴，由于ICL术后前房深度无法识别，角膜散光<1.00D，角膜内皮细胞密度略小于同龄人平均标准，但在可接受范围内（病例4表1）。

病例4表1　IOL Master 700及角膜内皮镜生物学测量数据

	OD		OS
AL	31.26mm	AL	30.47mm
ACD	—	ACD	—
TK1	41.24D@127°	TK1	41.59D@69°
TK2	41.84D@37°	TK2	42.44D@159°
ΔTK	−0.60D@127°	ΔTK	−0.85D@69°
角膜内皮细胞密度	2024.7 个 /mm²	角膜内皮细胞密度	2224.2 个 /mm²

6. OPD-Scan III　右眼全眼高阶像差为0.835μm，角膜高阶像差0.147μm，明室瞳孔直径为3.00mm，日夜瞳孔偏移量0.18mm（病例4图5）。

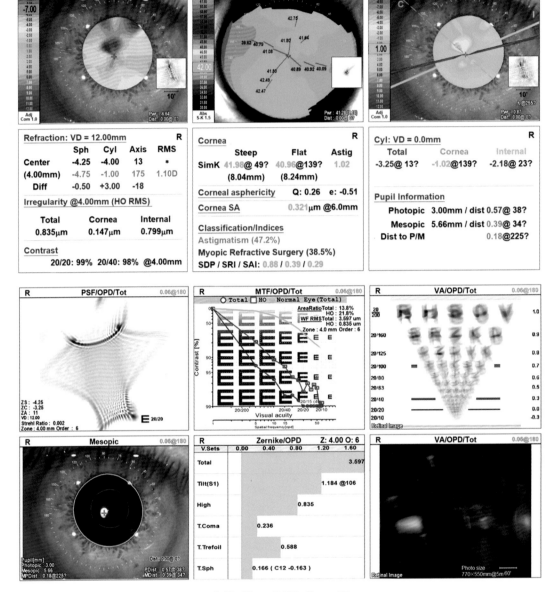

病例4图5　OPD-Scan III

（四）诊断

1. 双眼并发性白内障

2. 双眼ICL植入术后

3. 双眼激光光学角膜切削术后

4. 双眼高度近视

（五）诊疗经过

本例患者因其职业原因对近视力有着较高的要求，并考虑患者对摘镜的强烈愿望，本专业组在术前对患者的角膜地形图进行分析后认为，该患者角膜形态较规则，角膜高阶像差、不规则散光、kappa角均较小，根据2019年《中国多焦点人工晶状体临床应用专家共识》，在与患者充分沟通后，本专业组为其选用了TECNIS Symfony IOL（ZXR00）连续视程人工晶状体，应用IOL Master 700自带的用于PRK术后的Barret True-K公式进行人工晶状体屈光度计算，最终选用IOL等效球镜度数+6.0D，预留-0.61D，以保证其能拥有良好的术后中近视力。按计划行右眼ICL取出＋超声乳化白内障吸除＋连续视程人工晶状体植入术（病例4图6）。

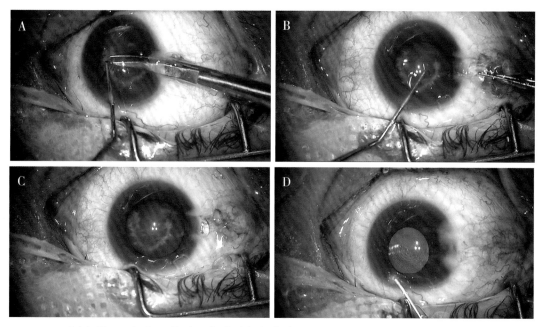

病例4图6　右眼ICL取出＋超声乳化白内障吸除＋连续视程人工晶状体植入术
A：主侧切口及前房建立成功后，在调位钩辅助下，应用小梁剪将ICL一分为二；B：应用显微镊将ICL从主切口完整取出；C：术中可见晶状体前囊下及皮质混浊，连续环形撕囊，直径约5mm，超声乳化白内障吸除，术中注意保护角膜内皮、悬韧带及后囊；D：植入ZXR00 IOL，调整IOL位置至居中，水密切口。

术后1个月复查，患者右眼裸眼0.4，矫正视力-1.50DS/-0.75DC×140°＝0.8。裂隙灯下可见人工晶状体居中位正，未见前房炎症或渗出等并发症（病例4图7）。行离焦曲线结果显示患者获得了出色的中近视力（病例4图8）。行前段OCT（Casia2），结果显示IOL位置居中，倾斜度与偏心量较小（病例4图9）。应用OPD-Scan III及OQASII可见患者视觉质量较好，患者整体满意度佳（病例4图10、病例4图11）。

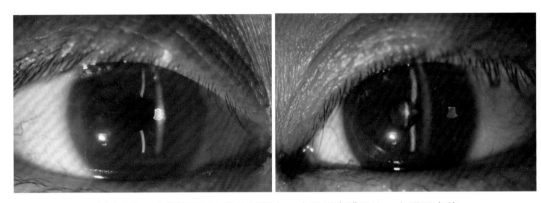

病例4图7　右眼可见IOL在位且居中，未见后囊膜混浊，左眼同术前

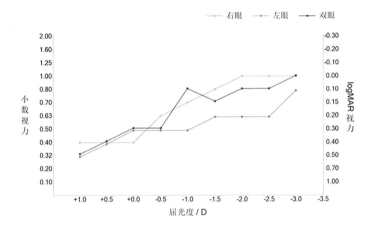

病例4图8　离焦曲线结果

右眼近距离视力1.0，中距离视力0.8，与未行手术的左眼相比，获得了出色的视觉结果。

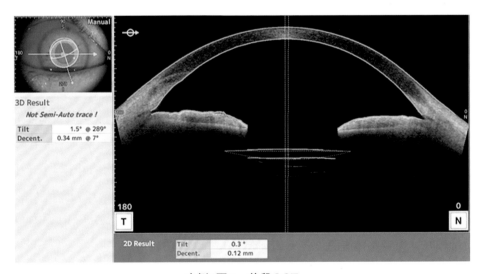

病例4图9　前段OCT

右眼IOL偏心量及倾斜度较小，人工晶状体位置佳，也将减少术后散光、眩光等问题的出现。

lens power calculation in eyes after corneal refractive surgery[J].J Cataract Refract Surg，2019，45
（10）：1416–1421.doi：10.1016/j.jcrs.2019.05.020.Epub 2019 Aug 6.

[9]Yesilirmak N，Palioura S，Culbertson W，et al.Intraoperative Wavefront Aberrometry for Toric
Intraocular Lens Placement in Eyes With a History of Refractive Surgery[J].J Refract Surg，2016，32
（1）：69–70.

[10]Christopher KL，Miller DC，Patnaik JL，et al.Comparison of Visual Outcomes of Extended Depth
of Focus Lenses in Patients With and Without Previous Laser Refractive Surgery[J].J Refract Surg，
2020，36（1）：28–33.

[11]Howard VG，Bronson M.LeClair Brice J，et al.Incidence of implantable Collamer lens–induced
cataract[J].Canadian journal of ophthalmology，2018，53（5）：518–522.

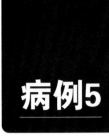

病例5

白内障摘除联合欠规则角膜散光矫正

一、病历摘要

（一）基本信息

患者女性，71岁，主诉：双眼逐渐视力下降2～3年。

现病史：双眼散光屈光不正史，矫正视力曾达1.0。

既往史：否认高血压、糖尿病史。否认外伤史及用药史。

个人史、家族史：无特殊。

（二）专科检查

视力：右眼0.4，矫正视力+2.25DC×175°=0.5，左眼0.4，矫正视力+2.75DC×180°=0.5。眼压：右眼17mmHg，左眼18mmHg。双眼角膜基质透明，KP（－），前房中深，Tyn（－），瞳孔圆，对光反射灵敏，晶状体混浊（C2N3P1）。

（三）辅助检查

1. 眼前节照相　双眼晶状体混浊（病例5图1）。

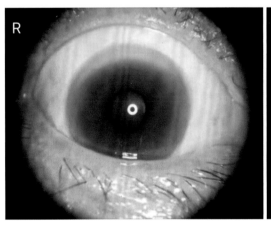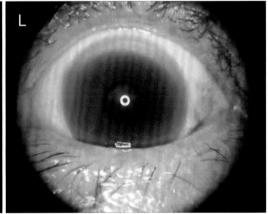

病例5图1　眼前节照相

2. IOL Master 700生物测量　眼轴R 22.37mm，L 22.31mm。角膜散光：右眼△K：－2.47D@84°，K2：46.97@174°。△TK：－2.72D@85°，K2：46.99@175°。

3. Pentacam角膜地形图　AXL-术前优选报告Pre-OP（右眼）（病例5图2）角

膜地形图判读：①逆规散光，轴位垂直性尚可；②平坦轴方向（蓝色线）对称性稍欠规则；③数据初步判读（大小和轴位一致性好）：SimK：1.8D@174.3°；TCRP：1.8D@175.6°。

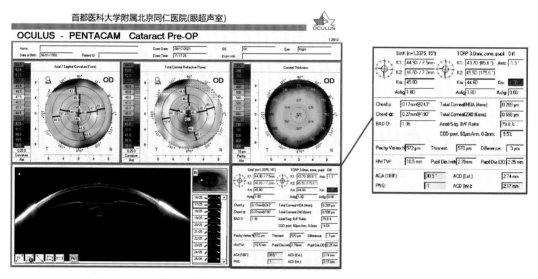

病例5图2　角膜地形图Pentacam AXL–术前优选报告Pre-OP（右眼）

4. 角膜内皮镜　角膜内皮细胞密度：右眼2251.9.3个/mm²，左眼2405.2个/mm²；六边形比例：右眼60%，左眼54%。

5. 眼底照相　双眼屈光间质欠清晰，眼底模糊（病例5图3）。

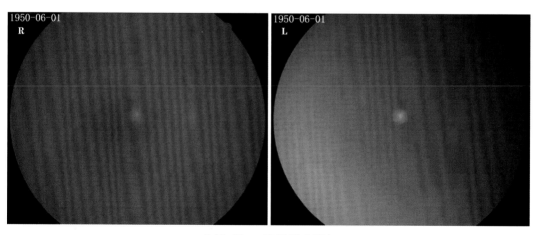

病例5图3　双眼眼底照相

6. OCT检查　双眼视网膜黄斑中心凹形态大致正常。

7. 眼部超声检查　提示双眼玻璃体轻度混浊，玻璃体后脱离。

（四）诊断

1．双眼年龄相关性白内障

2．双眼屈光不正

（五）诊疗经过

1．术前规划　该病例散光大，术前进行散光矫正型IOL规划和屈光度计算。

（1）散光矫正型IOL规划：角膜地形图Pentacam AXL-屈光四图（病例5图4）：后表面散光较小：0.1D@139.7°，小于角膜后表面的人群平均散光度数0.30D。

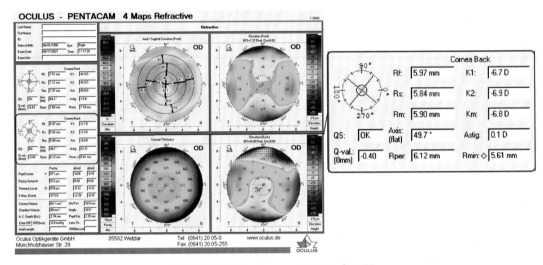

病例5图4　Pentacam AXL-屈光四图

Pentacam AXL-前表面及全角膜地形图（右眼）（病例5图5）：逆规散光，原则上应尽量足矫。

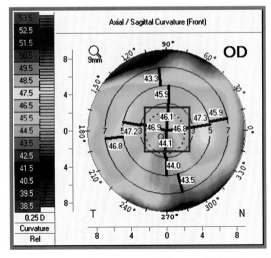

病例5图5　Pentacam AXL-前表面及全角膜地形图

该病例的异常点在于：①PCA0.1D，与人群均值0.3D有差异；②不同设备测得轴位一致，但度数差异较大。

IOL Master：SimK：2.47D@174°；T-K：2.72D@175°。

Pentacam AXL：SimK：1.8D@174.3°；TCRP：1.8D@175.6°。

分析其原因：可能与平坦轴方向上下方曲率不对称有关，IOL Master结果可能受环上采集点高曲率值影响产生误差。

屈光力分布图分析验证：两种模式：区域/角膜顶点；环/角膜顶点。两种模式下：①轴位一致性很好，175°左右；②同范围内SimK和TCRP轴位差异小，2°左右；③区域模式下SimK 1.4～1.8D，TCRP稳定于1.9D；④环模式下SimK 1.4～2.1D，TCRP稳定于2.0D（病例5图6）。

该病例散光型IOL选择：虽角膜前表面局部欠规则，但角膜屈光力分布图显示中央光学区散光整体分布较为规则。可考虑散光矫正型IOL。球差为0.598，可选择消球差设计的Toric IOL计划植入Alcon散光矫正IOL SN6ATx（-0.2μm消球差设计）。

（2）Toric IOL度数的计算：IOL Master结果线上计算及推荐度数：IOL Master结果代入线上Barrett Toric公式计算：矫正散光：2.47@174°；23D T6，预计术后残留球镜度数-0.15D，残留柱镜度数+0.06D@180°；IOL散光轴位180°（病例5图7）。

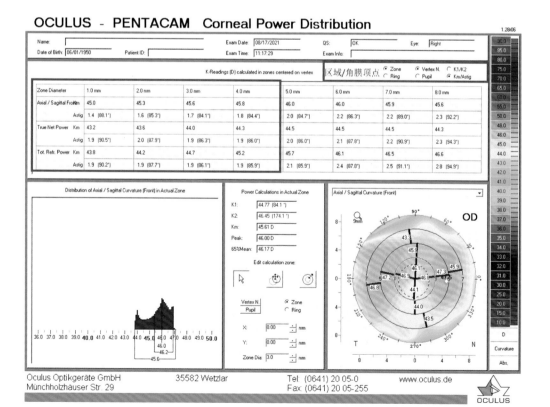

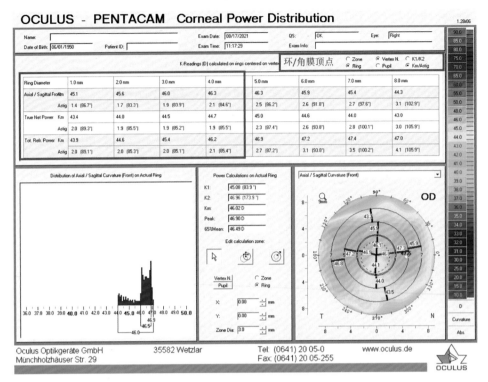

病例5图6 屈光力分布图

上：区域/角膜顶点模式；下：环/角膜顶点模式。

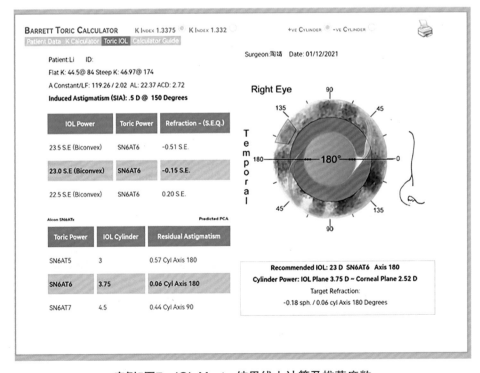

病例5图7 IOL Master结果线上计算及推荐度数

Pentacam AXL–计算结果及推荐度数：矫正散光度数1.8D@178°（病例5图8）。

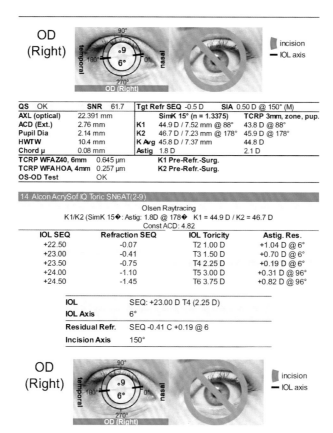

病例5图8　Pentacam AXL计算结果

上：Olsen公式；下：Barrett Toric公式。

三种方式Toric IOL度数计算结果汇总如病例5表1。

病例5表1　三种方式Toric IOL度数计算结果汇总

测量结果 / 检查设备	矫正度数	高阶像差	IOL度数	IOL轴位	残留球镜 度数	残留柱镜度数
IOL Maste / 线上 Barrett Toric	2.47@174°	/	23D T6	180°	−0.15	+0.06D@180°
Pentacam AXL /Barrett 实测后表面	1.8@178°	0.289um	23D T4	6°	−0.25D	+0.23D@6°
Pentacam AXL /Olsen Raytracing	1.8@178°	0.289um	23D T4	6°	−0.41D	+0.19D@6°

　　注：综合比较后，拟选用 Toric IOL 23D T4，IOL 轴位 6°，预计术后残留球镜度数 −0.41D，残留柱镜度数 +0.19D@6°。

　　2. 手术过程　术前于患者坐位时，裂隙灯下做右眼散光轴位和主切口位置标记，表面麻醉下行Phaco＋散光矫正型IOL植入术。

　　3. 术后情况　术后眼前节及眼底像：角膜清，前房中深，瞳孔圆，直径3mm。视盘色淡红，边界清，C/D＝0.3，视网膜平，黄斑中心凹反射可见（病例5图9）。

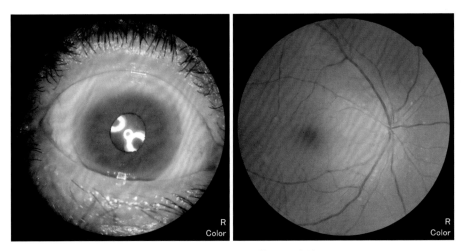

病例5图9　术后眼前节及眼底像

　　术后3个月验光结果：右眼：裸眼视力0.9，矫正视力1.0（−0.25DS/+0.25DC×180°）。

　　术后3个月Pentacam结果：角膜散光数据及地形图形态与术前基本一致。数据一致性很好，术源性散光（SIA）基本恢复（病例5图10）。

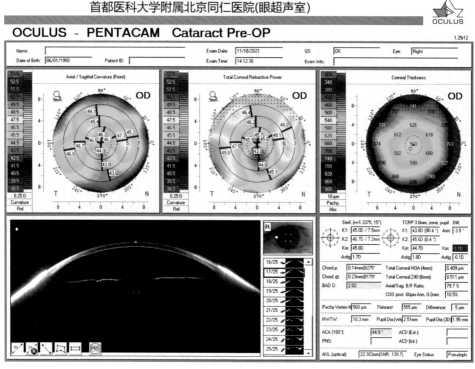

病例5图10　术后3个月Pentacam结果

术后3个月OPD-Scan Ⅲ视觉质量评估结果：点扩散函数离散度低，日间视力和夜间场景视觉质量显著改善（病例5图11）。

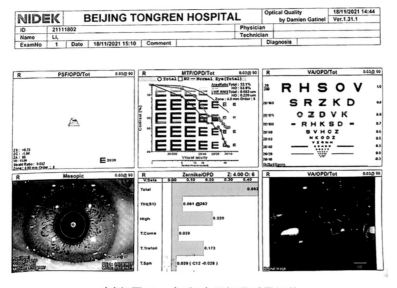

病例5图11　术后3个月视觉质量评估

总之，术后患者散光矫正屈光度准确性高，视力和视觉质量显著改善，满意度高。

二、疾病介绍

在白内障人群中，角膜散光普遍存在。美国眼科临床指南（preferred practice pattern，PPP）指出15%~29%白内障患者伴有1.50D以上的角膜散光。散光不仅可致视力及视觉质量下降，还会影响生活质量。目前，白内障患者矫正散光的主要方法包括术后戴镜（包括角膜接触镜等）、行角膜屈光手术（包括角膜激光手术、角膜缘松解切口等）和使用散光矫正型IOL。

临床研究表明，Toric IOL的散光矫正范围广，手术预测性强，术后效果良好、稳定，可以显著降低白内障患者术后的残留散光度数，提高患者的裸眼远视力和脱镜率，使患者的满意度提高。精准地Toric IOL的术前测量和计算，尽可能减少残余散光，是保障术后效果的关键。规则性角膜散光≥0.75D，并有远视力脱镜意愿的白内障患者可以考虑使用Toric IOL。散光矫正型IOL术前规划需要考虑全角膜地形图及散光形态分析，通过屈光力分布图观察散光规则性及轴位变化，关注角膜后表面散光。不同设备测量曲率偏差较大时，需综合分析判断，选择合适矫正度数。

三、病例点评

该病例虽角膜前表面局部欠规则，但角膜屈光力分布图显示，中央光学区散光整体分布较为规则，可考虑散光矫正型IOL。患者为逆规散光，尽量足矫。该病例的异常点在于：①PCA 0.1D，与人群均值0.3D有差异；②不同设备测得轴位一致，但度数差异较大。分析其原因可能与平坦轴方向上下方曲率不对称有关，IOL Master结果可能受环上采集点高曲率值影响产生误差。进一步通过屈光力分布图分析验证：光学区最大散光度数2D。而IOL Master结果受平坦轴方向上下方角膜曲率不对称影响产生误差，散光值2.47D偏大。综合评估后，采纳Pentacam报告中的散光数据1.8D@178°，应用Barrett Toric实测后表面计算所得IOL屈光度，术后效果优异。因此，散光矫正型IOL术前规划时，要通过分析角膜屈光分布状态，遵循逆规散光足矫，顺规散光欠矫的原则，必要时考虑后表面散光并代入计算，Barrett实测后表面公式及Olsen公式等计算较为准确。

四、延伸阅读

要实现Toric IOL植入效果最优化，患者术前角膜散光及曲率的精确测量和IOL计算至关重要。目前临床上有多种可进行角膜参数测量的设备，角膜曲率计、IOL Master人工晶状体生物测量仪、角膜地形图、Pentacam眼前节分析仪、iTrace视功能分析仪、Orbscan Ⅱ眼前节分析诊断系统等。基于设计原理、使用的折射率或测量面积不同，不同设备获得的角膜参数测量值会有差异，在测量上也各有优势和不足。如IOL Master光学生物测量仪方便、准确、快捷，是光学测量的金标准。但有研究认为，由于IOL Master测量范围较小，它倾向于给出角膜散光的最高值。Pentacam眼前节分析仪可提供角膜前后表面信息和更加直观的角膜散光形态，确定角膜的真实屈光力和曲率，角膜地形图测量范围较广，帮助判断患者角膜散光是否规则及其分布状态，以筛选患者和精确术前规划。在进行散光晶状体应用规划时，可将不同检查设备的数据进行比对，综合考量来制订方案。

角膜后表面散光对Toric IOL测量和计算均有影响。在计算全角膜散光时，需对角膜后表面散光进行评估，以避免在计算时出现误差。如果不考虑角膜后表面散光，会导致顺规散光过矫，逆规散光欠矫。既往常用的散光测量仪器都仅测量角膜前表面散光，只是假定前表面曲率半径和后表面曲率半径之间有一个固定的比例，从而通过前表面曲率半径和角膜屈光指数计算得到角膜屈光力。但使用这种方法在散光晶状体计算中常会带来误差。

一个理想的散光晶状体计算器及相关公式主要应考虑到有效晶状体位置、术源性散光和角膜后表面散光的影响。研究表明，使用Baylor诺模图预测角膜后表面散光，比单纯使用Alcon和Holladay Toric计算器的结果更精确。Barrett Toric计算器通过不断修正，纳入后表面散光的数据，可以提供稳定、准确的结果。对于接受过屈光手术的患者，可以应用Barrett True K Toric计算器来计算散光型IOL的屈光度。

（病例提供者：陶　靖　首都医科大学附属北京同仁医院）

（点评专家：宋旭东　陶　靖　首都医科大学附属北京同仁医院）

参考文献

[1]American Academy of Ophthalmology Cataract and Anterior Segment Panel.Preferred Practice Pattern® guidelines：cataract in the adult eye[S].San Francisco：American Academy of Ophthalmology，2011.

[2]Kessel L，Andresen J，Tendal B，et al.Toric intraocular lenses in the correction of astigmatism during cataract surgery：a systematic review and meta-analysis[J].Ophthalmology，2016，123（2）：275-286.DOI：10.1016/j.ophtha.2015.10.002.

[3]中华医学会眼科学分会白内障与人工晶状体学组.我国散光矫正型人工晶状体临床应用专家共识（2017年）[J].中华眼科杂志，2017，53（1）：4.

[4]高艺，李朝辉.Toric人工晶状体测量和计算研究进展[J].中华实验眼科杂志，2021，39（4）：341-345.DOI：10.3760/cma.j.cn115989-20191127-00541.

[5]Melles RB，Holladay JT，Chang WJ.Accuracy of Intraocular Lens Calculation Formulas[J].Ophthalmology，2018，125（2）：169-178.doi：10.1016/j.ophtha.2017.08.027.Epub 2017 Sep

23.PMID：28951074.

[6]Natung T，Shullai W，Nongrum B，et al.Ocular biometry characteristics and corneal astigmatisms in cataract surgery candidates at a tertiary care center in North-East India[J].Indian J Ophthalmol，2019，67（9）：1417-1423.doi：10.4103/ijo.IJO_1353_18.PMID：31436184；PMCID：PMC6727703.

[7]Lee H，Chung JL，Kim EK，et al.Univariate and bivariate polar value analysis of corneal astigmatism measurements obtained with 6 instruments[J].J Cataract Refract Surg，2012，38（9）：1608-1615.doi：10.1016/j.jcrs.2012.04.035.Epub 2012 Jul 15.PMID：22795977.

[8]Motlagh MN，Moshirfar M，Murri MS，et al.Pentacam® Corneal Tomography for Screening of Refractive Surgery Candidates：A Review of the Literature，Part I[J].Med Hypothesis Discov Innov Ophthalmol，2019，8（3）：177-203.PMID：31598520；PMCID：PMC6778463.

[9]Mohammadi SF，Khorrami-Nejad M，Hamidirad M.Posterior corneal astigmatism：a review article[J].Clin Optom（Auckl），2019，11：85-96.doi：10.2147/OPTO.S210721.PMID：31496856；PMCID：PMC6697663.

[10]Goggin M，Zamora-Alejo K，Esterman A，et al.Adjustment of anterior corneal astigmatism values to incorporate the likely effect of posterior corneal curvature for toric intraocular lens calculation[J].J Refract Surg，2015，31（2）：98-102.doi：10.3928/1081597X-20150122-04.PMID：25735042.

[11]Kaur M，Shaikh F，Falera R，et al.Optimizing outcomes with toric intraocular lenses[J].Indian J Ophthalmol，2017，65（12）：1301-1313.doi：10.4103/ijo.IJO_810_17.PMID：29208810；PMCID：PMC5742958.

[12]Abulafia A，Barrett GD，Kleinmann G，et al.Prediction of refractive outcomes with toric intraocular lens implantation[J].J Cataract Refract Surg，2015，41（5）：936-944.doi：10.1016/j.jcrs.2014.08.036.Epub 2015 Apr 30.PMID：25936681.

[13]Skrzypecki J，Sanghvi Patel M，et al.Performance of the Barrett Toric Calculator with and without measurements of posterior corneal curvature[J].Eye（Lond），2019，33（11）：1762-1767.doi：10.1038/s41433-019-0489-9.Epub 2019 Jun 12.PMID：31189992；PMCID：PMC7002745.

[14]Shammas HJ，Yu F，Shammas MC，et al.Predicted vs measured posterior corneal astigmatism for toric intraocular lens calculations[J].J Cataract Refract Surg，2022，48（6）：690-696.doi：10.1097/j.jcrs.0000000000000819.Epub 2021 Sep 21.PMID：34561361；PMCID：PMC9119403.

[15]Reitblat O，Levy A，Megiddo Barnir E，et al.Toric IOL Calculation in Eyes With High Posterior Corneal Astigmatism[J].J Refract Surg，2020，36（12）：820-825.doi：10.3928/1081597X-20200930-03.PMID：33295994.

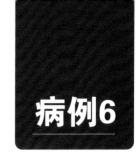

白内障术后人工晶状体瞳孔夹持

一、病历摘要

（一）基本信息

患者女性，56岁，主因"左眼渐进性视力下降1年余"于2020年12月22日就诊于我院门诊。

现病史：双眼青光眼病史10余年，于2018年外院行右眼小梁切除手术，左眼激光周边虹膜切开术。屈光不正病史30余年，近视约-4D。

既往史：2型糖尿病病史。高血压病史。否认外伤史，否认其他手术史。

（二）专科检查

视力：右眼0.02矫正0.05，左眼0.06矫正0.5。眼压：右眼17.7mmHg，左眼19.8mmHg。右眼上方滤过泡局限包裹，角膜清，前房浅，周边前房约1/4 CT，虹膜部分后粘连，部分虹膜萎缩脱色素，瞳孔欠圆，直径约3mm，晶状体混浊，眼底模糊见视盘界清色淡，C/D约0.9，视网膜平伏。左眼角膜清，前房浅，周边前房约1/4 CT，虹膜部分后粘连，鼻上方LPI孔通畅，瞳孔欠圆，直径约3mm，晶状体混浊，眼底模糊见视盘界清色淡，C/D约0.5，视网膜平伏。

（三）辅助检查

1. 前节裂隙灯照相　右眼上方滤过泡局限包裹，前房浅，虹膜部分后粘连，晶状体混浊（病例6图1A）；左眼前房浅，虹膜部分后粘连，鼻上方LPI孔通畅，晶状体混浊（病例6图1B）。

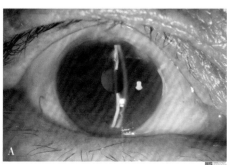
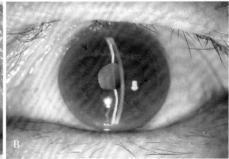

病例6图1　患者前节裂隙灯照相

2．UBM检查　右眼：滤过通路可辨（病例6图2）；左眼：可见上方虹膜根部回声局限缺如，根部虹膜轻度膨隆，完全与房角结构相贴遮挡巩膜突（病例6图3）。

3．后节OCT检查　示双眼黄斑区结构大致正常（病例6图4）。

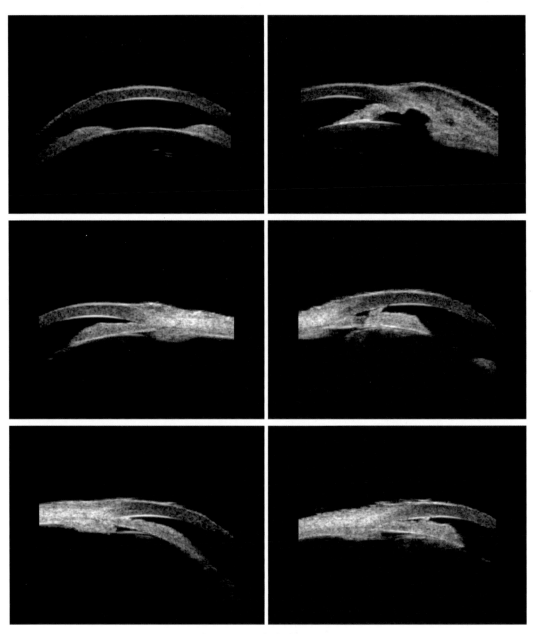

病例6图2　患者右眼UBM

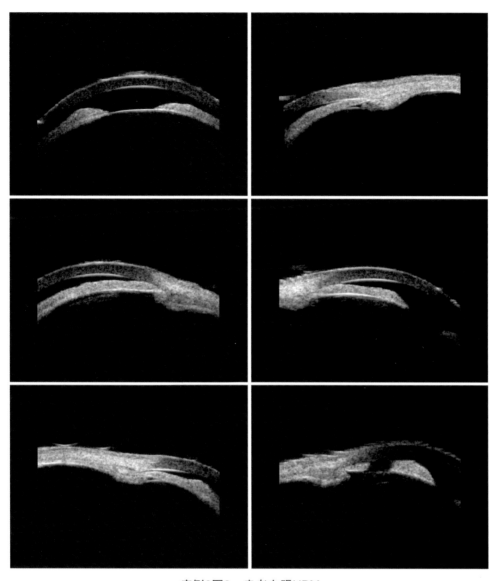

病例6图3　患者左眼UBM

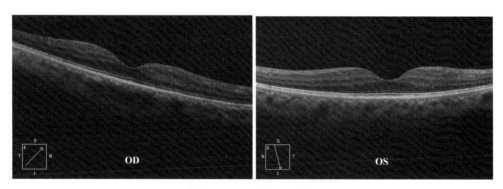

病例6图4　后节OCT检查

4. 眼部超声检查 右眼眼轴22.30mm，左眼眼轴长度22.12mm（病例6图5）。

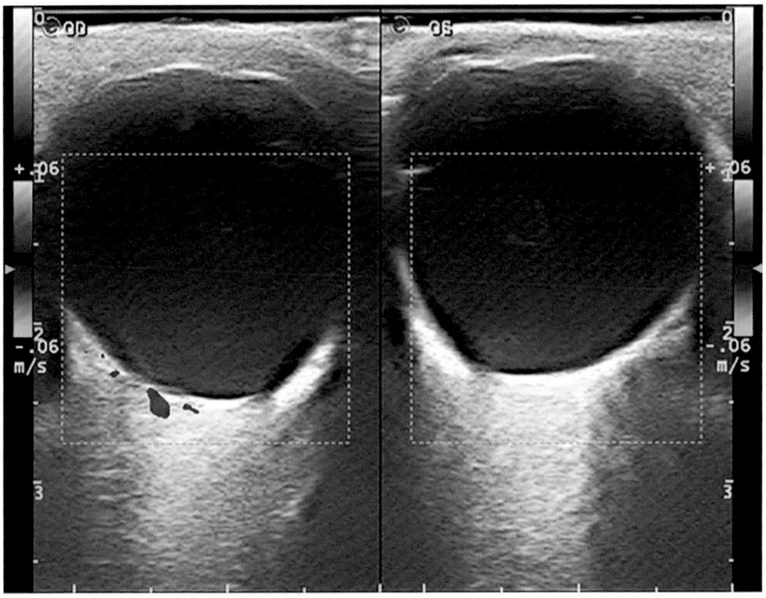

病例6图5 眼部超声

（四）诊断

1. 双眼年龄相关性白内障

2. 双眼原发性闭角型青光眼

3. 双眼抗青光眼术后

4. 双眼屈光不正

5. 2型糖尿病

（五）诊疗经过

2021年1月18日我院局部麻醉下行左眼白内障超声乳化吸除联合人工晶体植入术，囊袋内植入CT LUCIA 601PY人工晶体（Carl Zeiss Meditec AG），手术过程顺利。

术后1天复查，视力：右眼0.02，左眼0.04；眼压：右眼22.3mmHg，左眼28.2mmHg，左眼角膜清，前房浅，颞上方人工晶体光学部夹持（病例6图6）。予甘露醇注射液静脉滴注，并嘱患者仰卧。

经上述处理后前房未加深，人工晶体未能复位，遂于2021年1月25日局部麻醉下行左眼前部玻璃体切除＋人工晶体复位术。手术过程如下：术中见前房浅，上方人工晶体光学部夹持于瞳孔区，鼻上、颞上做透明角膜切口，经LPI孔入路切除前部玻璃体（病例6图7），复位人工晶体，水密角膜切口，卡巴胆碱缩瞳，前房内注入无菌空气，术毕，前房中深，瞳孔圆，直径约4mm。

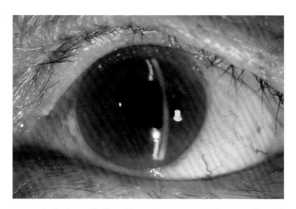

病例6图6　患者左眼前节照片示左眼颞上方人工晶体光学部夹持

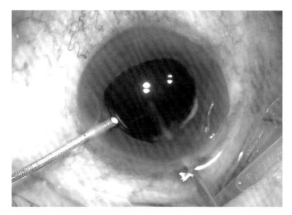

病例6图7　经LPI孔入路切除前部玻璃体

术后1天复查，视力：右眼0.02，左眼0.2；眼压：右眼18.5mmHg，左眼11.5mmHg，左眼角膜清，前房中深，LPI孔通畅，IOL位正（病例6图8）。

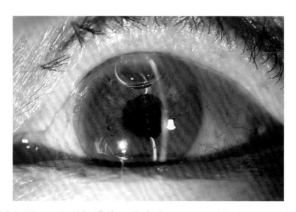

病例6图8　左眼角膜清，前房中深，LPI孔通畅，IOL位正

术后2个月复查，视力：右眼眼前指数，左眼0.5，左眼角膜清，前房中深，LPI孔通畅，IOL位正。

二、疾病介绍

瞳孔夹持是后房型人工晶体的光学部向前移动到虹膜前面，人工晶体襻仍在虹膜后面，形成人工晶体嵌顿于瞳孔的特殊状态。可被部分夹持或全部夹持。临床上可将瞳孔夹持分成两种类型。一种是术后早期发生的、不伴瞳孔粘连，称为游离瞳孔夹持。另一种是术后晚期发生，伴有瞳孔粘连变形，为固定性瞳孔夹持。临床上人工晶状体瞳孔夹持的发生率报道不一，为0.6%～35%。

瞳孔夹持早期可无自觉症状。夹持时间较长者常有轻度虹膜炎，人工晶状体表面色素沉着，后囊混浊。完全性瞳孔夹持，虹膜可与后囊全部粘连。晚期可能导致瞳孔括约肌损伤、虹膜纤维化、出血或青光眼。

1. 瞳孔夹持的原因　人工晶体夹持的原因很多，主要有以下几个方面。

（1）患者因素：儿童人工晶状体植入术后炎症反应一般较成人重，发生慢性增生，虹膜后粘连，导致人工晶状体瞳孔夹持发生率高。外伤性白内障，特别是穿通伤后行白内障摘除人工晶状体植入术，常常因眼部炎症反应较重发生虹膜后粘连而发生瞳孔夹持。糖尿病患者，特别是糖尿病病史较长的患者，由于虹膜及睫状体的微循环障碍，术后往往前房炎症较重，增加了瞳孔夹持的发生率。青光眼病史的患者因虹膜松弛，也易出现瞳孔夹持。

（2）人工晶体因素：襻与光学部呈零角度的人工晶体易发生瞳孔夹持；折叠晶体比硬性晶体易发生瞳孔夹持，这因为折叠晶体的支撑襻非常柔软，当出现晶体囊袋收缩或玻璃体压力增高，晶体光学面易向前拱起，从而发生人工晶体瞳孔夹持。另外人工晶体光学部直径越小，越易发生瞳孔夹持。

（3）手术因素：譬如伤口渗漏、前囊口过大、晶体后面有空气泡进入均容易使人工晶体前移形成瞳孔夹持。植入人工晶体于睫状沟时，由于其前方无前囊遮挡，易发生瞳孔夹持。植入的人工晶体一襻在睫状沟，另一襻在囊袋内，人工晶体发生倾斜，晶体光学面易向前拱起，从而发生人工晶体瞳孔夹持。术中晶状体皮质残留过多致术后炎症反应较重；术中晶状体皮质残留较多使得术后晶状体皮质膨胀推挤人工晶状体襻致襻滑出囊袋可能，且残留皮质膨胀推挤人工晶状体襻，襻与虹膜反复接触摩擦导致术后慢性葡萄膜炎，产生虹膜粘连，推挤人工晶体形成瞳孔夹持。

2. 瞳孔夹持的预防及治疗　治疗早期出现的瞳孔夹持可以使患者仰卧、散瞳，联合药物浓缩玻璃体，人工晶状体光学部即可能恢复到正常位置。若上述方法无效，可以在表面麻醉下用斜视钩轻压角巩膜缘相应的人工晶状体夹持部位，反复几次轻压，即可使光学部位复原。若瞳孔夹持时间持续较长，发生粘连，或夹持范围大，则应手术治疗。若瞳孔夹持时间过长，且虹膜后粘连较重，角膜内皮细胞丢失或慢性葡萄膜炎时可以暂时观察而不要急于手术，否则术后视力可能较术前更差，术后反应更重。部分患者虽然出现人工晶状体瞳孔夹持，但视力尚好，亦可不做处理。

避免人工晶状体瞳孔夹持重在预防。个体化选择人工晶状体，对于儿童、糖尿病、葡萄膜炎和眼外伤患者使用表面经过肝素处理过的人工晶状体，这可减轻术后眼内的炎症和免疫排斥反应。采用襻与光学部有角度的人工晶状体，手术中做好环形撕囊，并做囊袋内植入以预防瞳孔夹持。术中操作轻柔，尽量减少反复进出前房。术后缩小瞳孔，使虹膜遮盖晶体光学面。对有糖尿病患者应将血糖控制在8.3mmol/L以下。

三、病例点评

本例患者为术后早期发生的瞳孔夹持。该患者既往有青光眼病史、糖尿病病史，均为瞳孔夹持的危险因素。术后出现前房浅、眼压高，提示其瞳孔夹持的主要原因为后房压力增高使人工晶体前移。

在治疗上首先尝试药物治疗，但静脉滴注甘露醇注射液浓缩玻璃体未能使人工晶体复位，前房也未加深，故需行手术治疗。此时若简单行人工晶体复位术，术后将再次出现人工晶体夹持。因此，对本例患者应联合前部玻璃体切除术，进行玻璃体减容。由于患者左眼曾行激光周边虹膜切开术，利用此LPI孔入路行前部玻璃体切除，可以最大限度地减少对虹膜的扰动，减轻炎症反应。

四、延伸阅读

随着白内障手术技术日臻完善，瞳孔夹持的发生逐渐减少。近年来，已经少有学者进行关于人工晶体夹持的研究。但瞳孔夹持仍时有发生，尤以初学者更为常见。避免人工晶状体瞳孔夹持重在预防，术中注意控制眼压，减少术中的前房操作，吸净残留晶体皮质，控制前房炎症，避免使用强效扩瞳，防止切口渗漏是预防人工晶体瞳孔夹持的关键因素。

（病例提供者：孙腾洋　宋旭东　首都医科大学附属北京同仁医院）

（点评专家：宋旭东　首都医科大学附属北京同仁医院）

参考文献

[1]何守志.超声乳化白内障手术学[M].北京：中国医药科技出版社，2004：292.

[2]赵林.白内障术后瞳孔夹持原因分析[J].临床眼科杂志，2008，16：68-69.

[3]Simons B，Siatkowski R，Schiffman J，et al.Surgical technique，visual outcome，and complications of pediatric intraocular lens implantation[J].Journal of pediatric ophthalmology and strabismus，1999，36（3）：118-124.

[4]蔡可丽，胡萍.人工晶体瞳孔夹持的病因和防治[J].山东大学学报（医学版），2003，41（4）：2.

[5]朱海容.人工晶状体植入术后瞳孔夹持的观察分析[J].临床眼科杂志，2003，11（5）：404.

[6]陆华文.人工晶状体瞳孔夹持18例临床分析[J].华夏医学，2009，22（5）：924-926.

[7]杨永明，张亚娟，王升，等.晶状体后囊中央切除治疗人工晶状体瞳孔夹持的体会[J].中国中医眼科杂志，2014，24（3）：211-213.

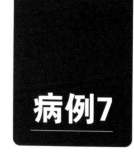

LASIK术后白内障摘除联合IOL植入术后远视漂移

一、病历摘要

（一）基本信息

患者女性，40岁，因"双眼渐进性视物模糊3个月"于2023年2月2日来我院就诊。患者既往于2005年因高度近视行双眼LASIK手术。

（二）专科检查

右眼视力：0.2（–11.00DS/–1.25DC×170°），左眼视力：0.7（–4.00DS/–0.75DC×25°）。眼压：右眼11mmHg，左眼12mmHg。双眼结膜无充血，角膜透明，前房中深，虹膜纹理清，瞳孔圆，直径约3mm，对光反射灵敏，晶状体皮质混浊，核Ⅲ级（病例7图1）。眼底检查见双眼豹纹状眼底伴后巩膜葡萄肿，视网膜平伏在位，视盘旁可见萎缩弧（病例7图2）。

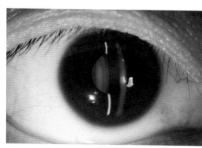
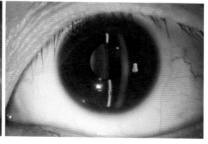

右眼　　　　　　　　　左眼

病例7图1　双眼术前裂隙灯照相

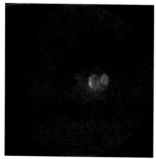
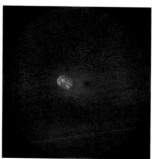

右眼　　　　　　　　　左眼

病例7图2　双眼术前眼底像显示视盘颞侧脉络膜萎缩弧，豹纹状眼底

（三）辅助检查

1. OCT检查　示双眼黄斑结构大致正常（病例7图3）。

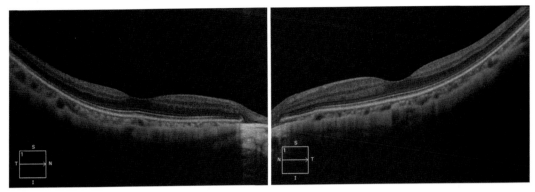

右眼　　　　　　　　　　　　　　　　左眼

病例7图3　术前OCT检查

2. 眼部超声检查　示双眼玻璃体混浊，后巩膜葡萄肿（病例7图4）。

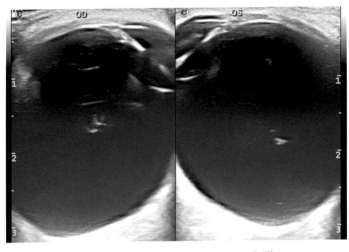

右眼　　　　　　　　左眼

病例7图4　术前眼部超声显示双眼玻璃体混浊，双眼后巩膜葡萄肿

3. 患者术前Pentacam角膜地形图　可见术前患者右眼B/F＝65.4%，TCRP与SimK相差较大，理论上应使用TCRP计算IOL度数。但由于本例患者术眼TCRP低于Barrett True-K公式计算网站上K值的最小值30D，因而无法直接代入TCRP数值进行Barrett True-K公式进行计算（病例7图5、病例7图6）。

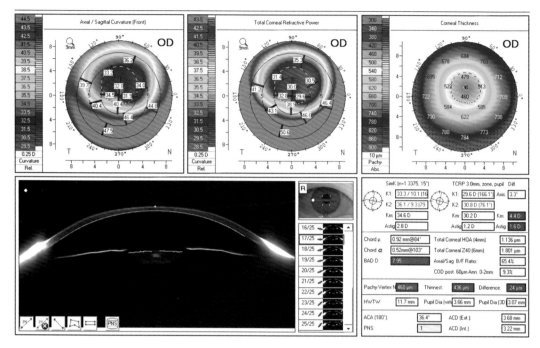

病例7图5　术前右眼Pentacam角膜地形图

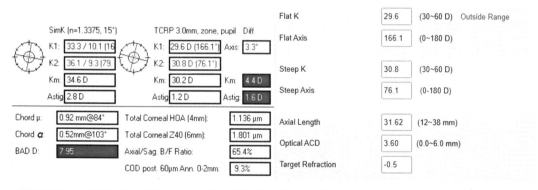

病例7图6　术前患者右眼B/F=65.4%，TCRP与SimK相差较大，但由于TCRP小于30D，无法直接代入TCRP数值进行Barrett True-K公式计算

4. 使用IOL Master 700生物测量仪获取眼球生物学参数，双眼中央角膜厚度（central corneal thickness，CCT）、角膜曲率（keratometry，K）、前房深度（anterior chamber depth，ACD）、晶状体厚度（lens thickness，LT）、眼轴长度（axial length，AL）分别为右眼：CCT 476μm，K1 34.84D，K2 36.84D，ACD 3.60mm，LT 3.93mm，AL 31.62mm；左眼：CCT 467μm，K1 33.50D，K2 35.29D，ACD 3.54mm，LT 3.91mm，AL 31.02mm。采用Barrett True K公式计算人工晶状体目标屈光度，右眼若植入A＝117.7，+14.0D后房型人工晶状体，术后残余屈光度–0.51D；左眼若植入A＝117.7，+17.5D后房型人工晶状体，术后残余屈光度–0.51D（病例7图7）。

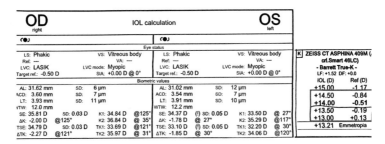

病例7图7　术前使用IOL Master 700生物测量

（四）诊断

1. 双眼并发性白内障

2. 双眼准分子激光原位角膜磨镶术后

3. 双眼屈光不正

（五）诊疗经过

患者于2023年2月22日行右眼白内障超声乳化联合人工晶状体植入术，手术顺利。术中植入+14.0D ZEISS CT ASPHINA 409M（A＝117.7）人工晶状体一枚，目标屈光度为−0.5D。右眼术后1周（2023年3月2日）裸眼视力0.3，验光结果显示右眼屈光度+2.75DS，最佳矫正视力0.7（病例7图8）。

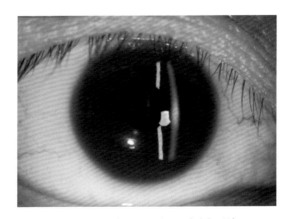

病例7图8　术后1周右眼裂隙灯照相

除外引起视力下降的眼前节、眼底及视神经病变等因素后，再次使用IOL Master 700光学生物测量仪行生物学测量，结果显示OD：CCT 459μm，K1 33.26D，K2 35.40D，ACD 4.73mm，LT 0.76mm，AL 31.38mm；OS：CCT 454μm，K1 33.40D，K2 34.73D，ACD 3.75mm，LT 3.77mm，AL 31.00mm。采用Barrett True K公式重新计算人工晶状体目标屈光度，右眼若植入A＝117.7，+17.0D后房型人工晶状体，术后残余屈光度−0.65D；左眼若植入A＝117.7，+18.0D后房型人工晶状体，术后残余屈光度−0.52D（见病例7

白内障术后人工晶状体混浊

一、病历摘要

（一）基本信息

患者男性，63岁，因"右眼白内障术后5年，视物模糊4年"至我院白内障门诊就诊。

现病史：患者自述因视力逐渐下降明显至外院就诊，诊断为右眼IOL混浊，建议行IOL置换术。

既往史：2015年9月因"右眼白内障"在同仁医院白内障中心行"右眼超声乳化白内障摘除联合人工晶状体植入术"，术中植入后房型IOL，手术顺利，无术中并发症发生。

（二）专科检查

右眼裸眼视力0.4，矫正视力0.6（–2.00DS），左眼裸眼视力0.5，矫正视力1.0；眼压：右眼18.6mmHg，左眼15.6mmHg；裂隙灯检查：右眼角膜透明，KP（－），前房深，Tyn（－），虹膜纹理清，瞳孔圆，对光反射灵敏，散瞳后见IOL居中，呈均匀致密混浊，见病例8图1。左眼前节未见明显异常。

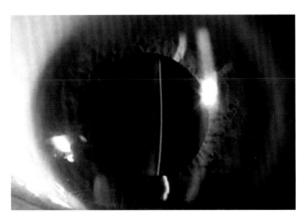

病例8图1　右眼散瞳后可见人工晶状体居中，呈致密混浊

（三）辅助检查

1. 眼部超声检查　双眼玻璃体混浊。

2. 角膜内皮计数　右眼1919个/mm²，左眼2469个/mm²。

3．UBM检查　右眼人工晶状体在位，房角开放，其余眼前节结构未见异常回声；左眼未见异常回声。

4．OCT检查　双眼屈光间质欠清，右眼颞下方血管弓处黄斑前膜、视网膜劈裂，左眼黄斑结构大致正常。

（四）诊断

1．右眼人工晶状体眼

2．右眼人工晶状体混浊

3．双眼高度近视

4．双眼玻璃体混浊

（五）诊疗经过

完善内眼术前检查后行"右眼IOL置换术"。手术治疗：美多丽0.5ml散瞳，盐酸丙美卡因滴眼液0.5ml表面麻醉；常规消毒铺巾，开睑器开睑，0.2ml聚维酮碘消毒结膜囊后生理盐水冲洗结膜囊；3.0刀、15°刀分别于颞上及鼻上透明角膜完成主切口及侧切口，前房内注入粘弹剂后用小梁剪剪开IOL光学部并于主切口取出。切除脱出的玻璃体疝；睫状沟内植入后房型可折叠IOL，Ⅰ/A吸除前房内粘弹剂，水密切口。术中取出人工晶状体混浊，见病例8图2。

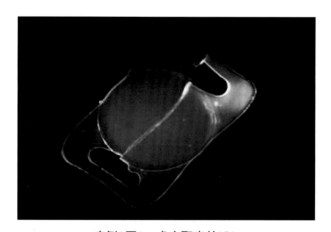

病例8图2　术中取出的IOL

二、疾病介绍

白内障是世界范围内致盲的主要原因，超声乳化白内障摘除联合人工晶状体植入术已成为眼科领域最常见的手术之一。IOL混浊是超声乳化白内障摘除联合IOL植入术后并发症之一，严重时可能需要再次手术。IOL混浊常被误诊为后发性白内障，因此我们需要在门诊充分散瞳后进行仔细的裂隙灯检查，区分混浊位置发生于后囊膜还是IOL本身。如果误诊为PCO而直接行YAG激光后囊切开术，则患眼前后节沟通，后续行IOL置换术时则容易发生玻璃体疝并增加IOL脱位的风险，继而需行玻璃体切除手术。

三、病例点评

本病例中，患者IOL混浊与多种因素有关。经与相关IOL生产公司沟通，认为本例患者IOL混浊是制造过程中清洗液Ca^{2+}浓度过高导致的。IOL混浊患者在病程早期常因视力下降而就诊，可能被误诊为后发性白内障等视力下降的疾病，错误实施激光后囊膜切开可能加重IOL混浊，并为后续人工晶状体置换手术带来困难。因此，我们需要通过裂隙灯检查仔细区分后囊混浊和IOL混浊。

四、延伸阅读

研究表明，IOL混浊可能与IOL材料、制作过程、患者自身等因素有关：①材料因素：白内障术后IOL混浊可以发生在任何材料的IOL中，其中亲水性材料的发生率较其他类型要高。亲水性丙烯酸IOL的混浊与IOL光学部表面或内部的钙、磷沉积导致的钙化有关，可于白内障术后几年内出现，已成为亲水性丙烯酸IOL置换的首位原因；②制造过程：IOL制造过程中特殊的加工技术或制剂可能导致IOL发生化学反应，从而更易产生混浊。制造过程中的洗涤剂产生的磷酸盐残留物可能促进IOL的混浊，当洗涤剂中Ca^{2+}浓度超标时，也会导致IOL后期发生混浊；③患者因素：IOL混浊在患有系统性疾病如糖尿病的患者中会更常见，血眼屏障受损可能是钙化沉积的潜在因素。患者存在的代谢紊乱、血清中较高的钙、磷水平，以及血房水屏障的受损可能是导致钙、磷在IOL中沉积的原因。

（病例提供者：刘振宇　董　喆　首都医科大学附属北京同仁医院）

（点评专家：董　喆　首都医科大学附属北京同仁医院）

参考文献

[1]Gurabardhi M，Häberle H，Aurich H，et al.Serial intraocular lens opacifications of different designs from the same manufacturer：Clinical and light microscopic results of 71 explant cases [J].J Cataract Refract Surg，2018，44（11）：1326-1332.doi：10.1016/j.jcrs.2018.07.026.Epub 2018 Sep 29.PMID：30279087.

[2]Gartaganis SP，Prahs P，Lazari ED，et al.Calcification of Hydrophilic Acrylic Intraocular Lenses With a Hydrophobic Surface：Laboratory Analysis of 6 Cases[J].Am J Ophthalmol，2016，168：68-77.doi：

10.1016/j.ajo.2016.04.018.Epub 2016 Apr 27.PMID：27130371.

[3]Neuhann IM，Kleinmann G，Apple DJ.A new classification of calcification of intraocular lenses[J]. Ophthalmology，2008，115（1）：73-79.doi：10.1016/j.ophtha.2007.02.016.Epub 2007 May 11.PMID：17498804.

[4]Werner L，Kollarits CR，Mamalis N，et al.Surface calcification of a 3-piece silicone intraocular lens in a patient with asteroid hyalosis：a clinicopathologic case report[J].Ophthalmology，2005，112（3）：447-452.doi：10.1016/j.ophtha.2004.10.025.PMID：15745772.

[5]Winkler J，Lünsdorf H.Ultrastructure and composition of asteroid bodies[J].Invest Ophthalmol Vis Sci，2001，42（5）：902-907.PMID：11274065.

[6]Park DI，Ha SW，Park SB，et al.Hydrophilic acrylic intraocular lens optic opacification in a diabetic patient[J].Jpn J Ophthalmol，2011，55（6）：595-599.doi：10.1007/s10384-011-0074-7.Epub 2011 Aug 31.PMID：21879309.

[7]Lee DH，Seo Y，Joo CK.Progressive opacification of hydrophilic acrylic intraocular lenses in diabetic patients[J].J Cataract Refract Surg，2002，28（7）：1271-1275.doi：10.1016/s0886-3350（02）01245-2.PMID：12106740.

[8]Kim CJ，Choi SK.Analysis of aqueous humor calcium and phosphate from cataract eyes with and without diabetes mellitus[J].Korean J Ophthalmol，2007，21（2）：90-94.doi：10.3341/kjo.2007.21.2.90. PMID：17592239；PMCID：PMC2629704.

白内障术后人工晶状体偏位

一、病历摘要

（一）基本信息

患者女性，73岁，因"右眼视力下降1个月余"于2021年9月来我院就诊。

患者2021年7月先后行双眼超声乳化白内障吸除联合人工晶状体植入术；2012年因双眼"原发性闭角型青光眼"于2012年在外院行双眼YAG激光周边虹膜切除术。

（二）专科检查

视力：右眼0.4，矫正1.0（-2.50DS/-1.00DC×105°）；左眼0.5。眼压右眼18mmHg，左眼19mmHg。右眼角膜透明，KP（-），前房深，Tyn（-），瞳孔圆，对光反射灵敏，人工晶状体在位；左眼角膜透明，KP（-），前房深，Tyn（-），瞳孔圆，对光反射灵敏，人工晶状体倾斜、偏中心，散瞳检查可见左眼IOL倾斜偏位明显（病例9图1），一只襻位于睫状沟，另一只位于囊袋内。

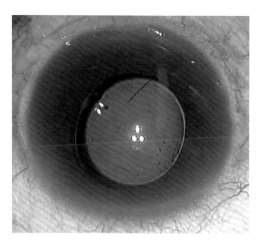

病例9图1 术前散瞳检查左眼IOL倾斜明显

（三）辅助检查

1. IOL Master 700生物测量 见病例9表1。

病例9表1　双眼IOL Master 700生物测量

	右眼		左眼
AL	21.64mm	AL	21.83mm
K1	44.47D@146°	K1	44.24D@146°
K2	45.07D@56°	K2	44.62D@56°
SE	44.77D	SE	44.43D
Cyl	−0.61D@146°	Cyl	−0.38D@146°
ACD	2.36mm	ACD	2.24mm
LT	4.23mm		4.51mm

2．眼部超声检查　提示双眼玻璃体混浊。

（四）诊断

1．左眼人工晶状体偏位

2．双眼人工晶状体眼

3．双眼原发性闭角型青光眼

4．双眼激光周边虹膜切开术后

5．双眼玻璃体混浊

（五）诊疗经过

该患者于2021年10月11日行左眼IOL调位术，将IOL双襻均放置于囊袋内，调整IOL位正。一周后复诊验光，右眼：−2.25DS/−1.25DC×110°＝1.0，左眼：−6.0DS/−5.0DC×40°＝0.5，2021年11月18日复诊验光，右眼无变化，左眼：−4.0DS/−6.0DC×40°＝0.5，iTrace检查显示屈光不正主要来源于眼内，IOL仍倾斜、偏中心（病例9图2），于2021年11月29日行左眼IOL置换术，术中取出一片式IOL，同时睫状沟植入三片式单焦点人工晶状体（ZA9003，

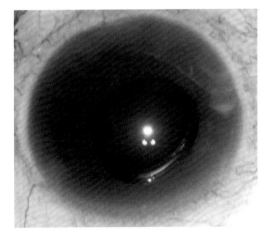

病例9图2　左眼IOL调位术后散瞳检查，IOL仍明显倾斜

+26.5D）。术后一周复诊验光：右眼：−2.25DS/−1.25DC×90°＝1.0，左眼：−1.50DS/−1.00DC×110°＝0.6。

二、疾病介绍

白内障术后IOL偏心或倾斜将对术后患者视觉治疗造成影响，特别是当使用非球面IOL和多焦点IOL时。造成IOL偏心的原因主要有以下几点：首先是患者自身的眼部因素，特别是悬韧带的松弛和断裂是IOL偏心的重要原因。其次IOL的材质和设计也与IOL偏心相关，既往研究认为，疏水材料较亲水材料IOL偏心率更低，一片式较三片式IOL偏心率更低，板式襻IOL较C型襻更稳定，不易偏心，光学区直径小更易发生IOL偏心。此外，手术操作对术后IOL的位置居中性非常重要，撕囊大小合适并且居中有助于保持IOL良好位置，反之，撕囊过大或过小、不规则或偏离中心都可能导致IOL偏心的发生。当IOL偏心影响视觉质量时需要根据病情进行IOL调位或置换手术。

三、病例点评

本例IOL偏位病例发生于术后早期，导致明显的散光，严重影响视觉质量，并发现有一只晶体襻位于囊袋外，因此及时进行了手术调位，调位后发现虽然IOL位于囊袋内，但仍存在严重影响视觉质量的IOL偏心情况，推测与患者自身悬韧带松弛或部分断裂有关，因此更换原一片式IOL为三片式IOL并植入睫状沟，这样可在一定程度上避免悬韧带松弛或部分断裂对IOL位置的影响，本例病例更换IOL后视觉质量明显改善。本例病例提示我们应关注IOL偏心对视觉质量的影响并积极应对。当怀疑IOL位置出现问题时，应进行散瞳检查，对于不十分明显IOL位置问题可以进行用前节OCT，Pentacam或者iTrace等仪器检查，分析判断IOL位置问题对视觉质量的影响。

手术要点如病例9图3至病例9图8所示。

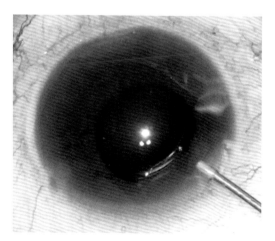

病例9图3　原切口操作，前房粘弹剂填充

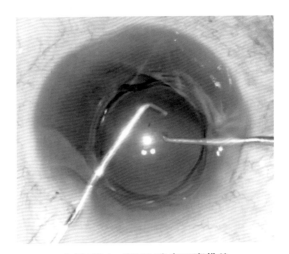

病例9图4　原IOL移出至囊袋外

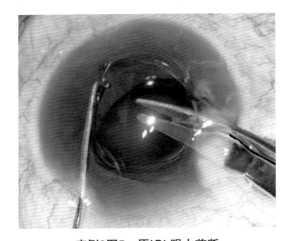

病例9图5　原IOL眼内剪断

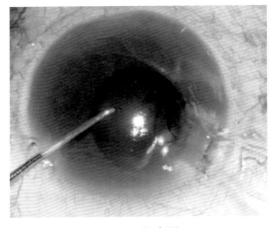

病例9图6　取出原IOL

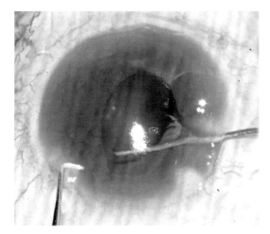

病例9图7　睫状沟植入三片式IOL

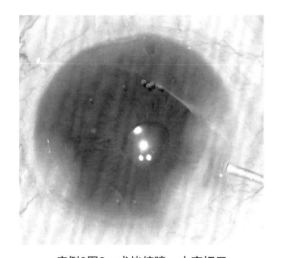

病例9图8　术毕缩瞳，水密切口

四、延伸阅读

随着白内障手术由防盲手术进入屈光手术时代，散光矫正型IOL和多种多焦点IOL应用逐渐增多，术后IOL保持良好的位置对术后获得良好的视觉质量非常重要。但多种因素如患者自身眼部情况、IOL的设计和材质以及手术操作等均可能导致术后IOL发生偏中心或倾斜，进而导致术后视觉质量下降。Lawu等研究发现IOL的偏心和倾斜既可以增加高阶像差，也可以产生散光和离焦。Holladay等通过研究结果表明，非球面IOL的偏心量小于0.4mm，倾斜度小于7°，其视觉质量才会优于球面IOL，才能更好地发挥非球面的优势。散光矫正型IOL的偏心和倾斜则会导致术后散光状态难以预判，并导致视觉质量下降。MIOL轻度偏移即可对视觉质量产生影响。偏心对术后像差的影响小于倾斜的影响，且IOL偏心对衍射型MIOL的影响小于对区域折射型MIOL。

多种因素可导致IOL偏心，包括患者自身眼部情况、IOL的设计和材质以及手术操作的因素等。Miyoshi等对各种原因导致的悬韧带松弛患者进行研究，发现高度近视眼患者眼球解剖结构特殊，长眼轴导致其晶状体囊袋较眼轴正常者更大，悬韧带更加松弛，IOL植入后更易出现偏心和倾斜。Tsinopoulos等的研究结果表明，与亲水性IOL相比较，疏水性IOL组织相容性更好，能够显著减低囊袋收缩综合征等并发症的发生风险，因此发生自身的偏心和倾斜概率低，程度轻。Crnej等对比了一片式IOL和三片式IOL，相比之下，一片式IOL的偏心量和倾斜度更小。Hayashi等研究结果表明，白内障摘除术术后前囊口面积随着时间推移逐渐缩小，IOL的偏心程度逐渐增大，视觉质量也逐渐下降。使用飞秒激光辅助撕囊可使撕囊口大小更精确、形状更规则，有助于维持IOL处于正确位置。

对于IOL的偏心和倾斜问题，我们可以利用UBM、前节OCT、眼前节分析仪等仪器设备进行检查和评估，Ang等采用UBM检测了19例白内障摘除术术后2年患者的IOL偏心和倾斜情况，发现UBM检测重复一致性较高，可以用于评估IOL的偏心与倾斜程度。Wang等使用前节OCT对IOL的位置进行了检测，de Castro等采用Pentacam三维眼前节分析仪同样快速获得了IOL的清晰图像，两者重复一致性均较好。

综上所述，临床医师术前需重视患者的眼部因素，个性化选择IOL和手术操作方式，以尽量避免或减轻术后IOL偏心和倾斜及其对视觉质量的影响。目前可直接测量IOL偏心和倾斜数据的设备较少，量化评估分析方法仍需进一步研究，以便更好地为临床工作提供指导。

（病例提供者：王进达　宋旭东　首都医科大学附属北京同仁医院）

（点评专家：宋旭东　丁　宁　首都医科大学附属北京同仁医院）

参考文献

[1]兰长骏，唐玉玲，廖萱.人工晶状体的偏心和倾斜[J].中华眼科杂志，2021，57（7）：5.

[2]Waring GO，Lynn MJ，McDonnell PJ.Results of the prospective evaluation of radial keratotomy（PERK）study 10 years after surgery[J].Arch Ophthalmol，1994，112（10）：1298-1308.

[3]Holladay JT，Piers PA，Koranyi G，et al.A new intraocular lens design to reduce spherical aberration of pseudophakic eyes[J].J Refract Surg，2002，18（6）：683-691.

[4]Mihâltz K，Lasta M，Burgmüller M，et al.Comparison of Two Toric IOLs with Different Haptic Design：Optical Quality after 1 Year[J].J Ophthalmol，2018，2018：4064369.

[5]Miyoshi T，Fujie S，Yoshida H，et al.Effects of capsular tension ring on surgical outcomes of premium intraocular lens in patients with suspected zonular weakness[J].PLoS One，2020，15（2）：e0228999.

[6]王洪亮，刘刚，贾万程.囊袋张力环植入在超高度近视并发白内障眼超声乳化白内障摘出术中的应用[J].中华实验眼科杂志，2020，38（2）：7.

[7]Tsinopoulos IT，Tsaousis KT，Kymionis GD，et al.Comparison of anterior capsule contraction between hydrophobic and hydrophilic intraocular lens models[J].Graefes Arch Clin Exp Ophthalmol，2010，248（8）：1155-1158.

[8]Crnej A，Hirnschall N，Nishi Y，et al.Impact of intraocular lens haptic design and orientation on decentration and tilt[J].J Cataract Refract Surg，2011，37（10）：1768-1774.

[9]喻芳，常平骏，李瑾，等.一片式和三片式Tecnis非球面人工晶状体的偏心和倾斜及其高阶像差的对比研究[J].中华眼科杂志，2015，（4）：6.

[10]Hayashi K，Hayashi H，Nakao F，et al.Anterior capsule contraction and intraocular lens decentration and tilt after hydrogel lens implantation[J].Br J Ophthalmol，2001，85（11）：1294-1297.

[11]Kránitz K，Miháltz K，Sándor GL，et al.Intraocular lens tilt and decentration measured by Scheimpflug camera following manual or femtosecond laser-created continuous circular capsulotomy[J].J Refract Surg，2012，28（4）：259-263.

[12]Ang GS，Duncan L，Atta HR.Ultrasound biomicroscopic study of the stability of intraocular lens implants after phacoemulsification cataract surgery[J].Acta Ophthalmol，2012，90（2）：168-172.

[13]Wang X，Dong J，Wang X，et al.IOL tilt and decentration estimation from 3 dimensional reconstruction of OCT image[J].PLoS One，2013，8（3）：e59109.

[14]de Castro A，Rosales P，Marcos S.Tilt and decentration of intraocular lenses in vivo from Purkinje and Scheimpflug imaging.Validation study[J].J Cataract Refract Surg，2007，33（3）：418-429.

散光矫正型人工晶状体不全脱位

一、病历摘要

（一）基本信息

患者男性，44岁，主诉：右眼视力下降2天。

现病史：患者无明显诱因自觉右眼视力下降2天。患者4年前因"右眼白内障"在外院局部麻醉下行右眼白内障超声乳化吸除＋IOL植入术，植入IOL（intraocular lens，IOL）类型为Alcon Toric散光型IOL。

既往史：否认眼部外伤史。否认眼部及全身疾病史。

个人史、家族史：无特殊。

（二）专科检查

视力：右眼0.6，矫正1.0（+1.75DC×105°）；左眼1.0。眼压：右眼18mmHg，左眼18mmHg。裂隙灯照相可见右眼角膜透明，前房中深，瞳孔圆，直径约3mm，对光反应灵敏，IOL向鼻侧半脱位；左眼角膜透明，前房中深，瞳孔圆，直径约3mm，对光反应灵敏，晶状体透明（病例10图1）。双眼底未见明显异常（病例10图2）。

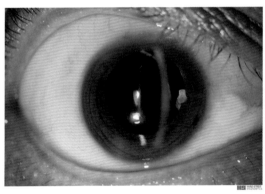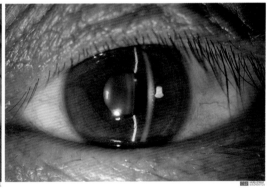

右眼　　　　　　　　　　　　　　　左眼

病例10图1　术前患者散瞳前和散瞳后双眼眼前节照相

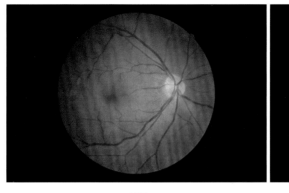
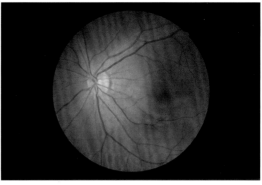

右眼　　　　　　　　　　　　　　左眼

病例10图2　患者术前眼底照相

（三）辅助检查

1．眼部超声检查　右眼球内异常回声，玻璃体混浊，IOL位置异常。AXL：右眼22.26mm，左眼22.85mm。

2．角膜内皮镜　角膜内皮细胞密度：右眼3524.0个/mm²，左眼3457.4个/mm²。

3．OCT检查　双眼黄斑区结构未见明显异常（病例10图3）。

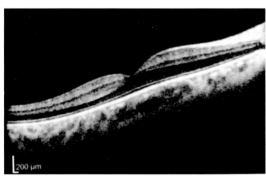
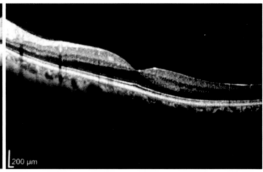

右眼　　　　　　　　　　　　　　左眼

病例10图3　患者术前黄斑OCT

（四）诊断

1．右眼人工晶状体不全脱位

2．右眼屈光不正

（五）诊疗经过

患者于2021年9月8日局部麻醉下行右眼IOL置换术治疗，手术过程如下：术中见IOL向鼻侧偏位，颞侧悬韧带大部断裂。常规消毒铺巾、局部麻醉后，于上方制作以角膜缘为基底的结膜瓣，充分分离结膜下组织，烧灼止血，12点位距角膜缘2mm制作一巩膜隧道切口，3点位做侧切口，粘弹剂填充前房。使用眼内镊将原IOL剪开，从主切口取出，避免接触角膜内皮。将三片式IOL（ZA9003）植入于睫状沟内。冲洗前房，清除粘弹剂，缩瞳，水密切口。术毕，瞳孔圆，眼压Tn，IOL位正。

术后7天体格检查：视力：右眼0.5，左眼1.0；眼压：右眼19mmHg，左眼21mmHg。右眼角膜透明，前房中深，瞳孔圆，直径约3mm，对光反应灵敏，IOL在位，眼底未见明显异常；左眼眼部检查同术前（病例10图4）。

显然验光：右眼：−1.75DS/+1.5DC×30°　=0.8；左眼：−0.50DC×70°　=1.0。

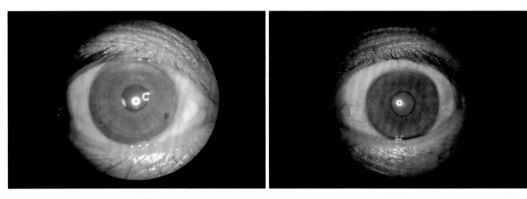

右眼　　　　　　　　　　　　　　　　　　左眼

病例10图4　术后7天患者双眼眼前节照相

术后1个月体格检查：视力：右眼0.5，左眼1.0；眼压：右眼19mmHg，左眼16mmHg。右眼角膜透明，前房中深，瞳孔圆，直径约3mm，对光反应灵敏，IOL在位，眼底未见明显异常；左眼眼部检查同术前。

显然验光：右眼：−0.75DS/−1.0DC×120°　=0.9；左眼：+0.50DC×70°　=1.0。

二、疾病介绍

临床上白内障合并角膜散光患者较常见，研究显示47.27%的白内障患者术前角膜散光>1.0D。散光度数超过0.75D便可引起明显的视物模糊、重影等症状。白内障术中联合矫正角膜散光是屈光性白内障手术的必然要求。Toric IOL的设计原理是在传统球镜基础上加一柱镜，其柱镜轴位与角膜最大屈光力子午线精确重合可以矫正角膜散光。

Toric IOL植入后在囊袋内的稳定性，尤其是旋转稳定性是保证术后视觉质量稳定的关键。理论上，IOL轴向每旋转3°，其矫正散光的能力就会丢失10%，旋转角度≤30°仍可矫正部分散光，旋转角度超过30°，柱镜作用完全消失，甚至会加重患者术后散光。国际标准对IOL的旋转稳定的定义是90%的IOL在手术当天至术后4~6个月旋转

人工晶体向下方脱位，人工晶体下襻脱位于前房。常规消毒铺巾、局部麻醉后，于下方制作以角膜缘为基底的结膜瓣，充分分离结膜下组织，烧灼止血，距角膜缘2mm制作巩膜袋。于12点位制作角巩膜缘主切口，分别于1点位及3点位制作侧切口，粘弹剂填充前房。胰岛素针头辅助下，悬吊线（8-0双直针聚丙烯缝线）一端自上方主切口进入前房、经下方晶体襻下方穿刺至下方巩膜瓣下；另一端经下方晶体襻上方穿刺至下方巩膜瓣下，加压使晶状体下襻复位于虹膜后。调整人工晶体位置，悬吊线缝合固定于下方巩膜瓣下，缝合结膜瓣。冲洗前房，清除粘弹剂，检查前房无玻璃体疝入，卡巴胆碱缩瞳，水密切口。术毕，瞳孔圆，眼压Tn，人工晶体位正。

术后1周复查，专科查体：视力：右眼1.0，左眼0.2矫正0.7，眼压：右眼22.1mmHg，左眼19.2mmHg；左眼角膜清，KP（-），前房中深，Tyn（-），瞳孔圆，直径约3mm，对光反射存在，人工晶体位正（病例11图4）。右眼查体同术前。

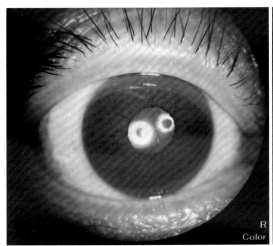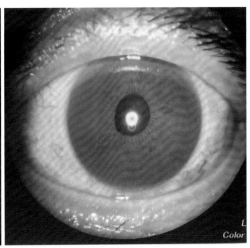

右眼　　　　　　　　　　　　　　　　左眼

病例11图4　第一次术后眼前节照相

术后1个月复诊，自觉左眼视物模糊1个月，体格检查：视力：右眼1.0，左眼0.1矫正0.5；眼压：右眼22mmHg，左眼18mmHg。双眼角膜清，KP（-），前房中深，Tyn（-），瞳孔圆，直径约3mm，对光反射存在，人工晶体位正。左眼眼底检查示左眼黄斑水肿。后节OCT示左眼黄斑囊样水肿（病例11图5）。我院眼底门诊会诊诊断为右眼黄斑囊样水肿，予以傲迪适（地塞米松玻璃体内植入剂）左眼玻璃体腔注射。

术后2个月复诊，自觉左眼视力下降1个月余。查体：视力右眼1.2，左眼0.02，左眼角膜清，KP（-），前房中深，Tyn（-），瞳孔欠圆，直径约4mm，对光反射欠佳，瞳孔区可见人工晶状体襻向鼻侧脱出，眼底检查示左眼黄斑水肿（病例11图6）。

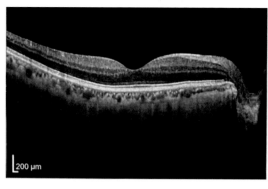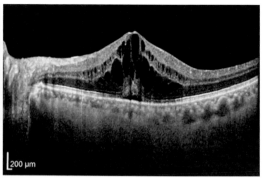

右眼　　　　　　　　　　　　　　　　左眼

病例11图5　第一次后节OCT检查

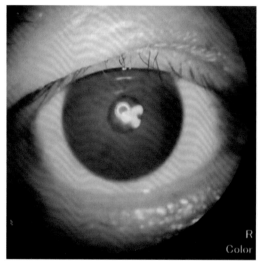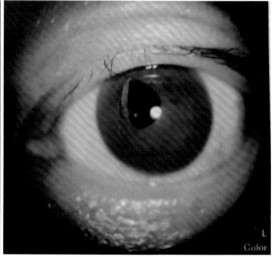

右眼　　　　　　　　　　　　　　　　左眼

病例11图6　第二次术前眼前节照相

术后2个月检查结果如下：

1. 2022年3月1日眼部超声检查　眼轴右眼25.95mm，左眼25.68mm，双眼玻璃体混浊，双眼玻璃体后脱离，左眼人工晶体位置异常（病例11图7）。

2. 2022年3月1日后节OCT检查　双眼神经上皮表面反射部分增强，左眼黄斑囊样水肿、神经上皮脱离（病例11图8）。

3. 2022年3月1日眼前节照相　左眼角膜清，KP（-），前房中深，Tyn（-），瞳孔欠圆，直径约4mm，对光反射欠佳，瞳孔区可见人工晶状体襻向鼻侧脱出。

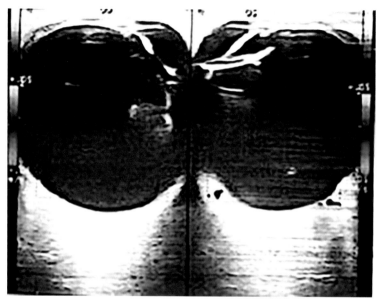

病例11图7　第二次术前眼部超声检查

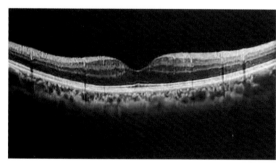

右眼

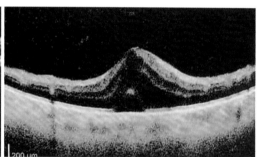

左眼

病例11图8　第二次术前后节OCT检查

2022年3月23日行左眼人工晶体缝合术。手术过程顺利，手术过程如下：术中见瞳孔区人工晶状体襻向鼻上脱出。常规消毒铺巾、局部麻醉后，于上方制作以角膜缘为基底的结膜瓣，充分分离结膜下组织，烧灼止血，距角膜缘2mm制作巩膜瓣。于6点位制作角巩膜缘主切口，分别于1点位及3点位制作侧切口，粘弹剂填充前房。胰岛素针头辅助下，悬吊线（8-0双直针聚丙烯缝线）一端自下方主切口进入前房、经下方晶体襻下方穿刺至上方巩膜瓣下；另一端经下方晶体襻上方穿刺至上方巩膜瓣下，加压使晶状体上襻复位于虹膜后。调整人工晶体位置，悬吊线缝合固定于下方巩膜瓣下，缝合结膜瓣。冲洗前房，清除粘弹剂，检查前房无玻璃体疝入，水密切口，卡巴胆碱缩瞳。术毕，瞳孔圆，眼压Tn，人工晶体位正。

术后1周复诊，查体示视力右眼1.2，左眼0.1矫正0.4，眼压右眼21.3mmHg，左眼

19.4mmHg，左眼角膜清，KP（－），前房中深，Tyn（－），瞳孔圆，直径约3mm，对光反射存在，人工晶体位正（病例11图9）。

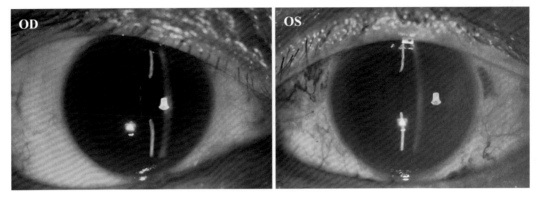

病例11图9　第二次术后眼前节照相

二、疾病介绍

人工晶状体瞳孔夹持指人工晶状体的光学部全部或部分暴露于虹膜前，人工晶体襻仍然在虹膜后，人工晶状体呈现嵌顿于瞳孔的状态。临床上按照人工晶状体与虹膜的关系可分为游离性人工晶状体瞳孔夹持和固定性人工晶状体瞳孔夹持。游离型人工晶状体瞳孔夹持主要发生于手术后早期，由于夹持时间较短，虹膜与人工晶状体还未发生粘连，患者仍可通过药物或改变体位等手段等使得人工晶状体复位。固定性瞳孔夹持常于术后晚期发生，由于人工晶体长时间夹持于瞳孔区而产生慢性炎症，进而导致虹膜与人工晶状体发生难以分离的虹膜后粘连，此类人工晶体夹持一般只能通过手术的方式使得人工晶状体复位。

1. 病因　固定性人工晶体瞳孔夹持可能由于术后虹膜与晶状体囊膜之间发生摩擦导致粘连，虹膜在人工晶状体后部发生收缩，多见于一些手术难度大、手术时间长、虹膜松弛，以及慢性葡萄膜炎的患者。一些导致固定性人工晶状体瞳孔夹持的原因可能有以下几点。

（1）患者因素：患者由于慢性葡萄膜炎、青光眼等因素导致术眼虹膜松弛，或患者自身瞳孔直径较大者较容易发生人工晶体夹持，且由于患者虹膜松弛导致夹持的人工晶状体无法轻易复位，由此易产生固定性人工晶状体虹膜夹持。

（2）人工晶状体因素：人工晶状体材料主要有聚甲基丙烯酸酯、硅凝胶、水凝胶、丙烯酸酯等，其中聚甲基丙烯酸酯所制的人工晶状体较为柔软，术后囊袋收缩使得人工晶状体光学部向前移位，较易发生人工晶状体夹持，有研究表明软性人工晶状体较硬性人工晶状体更易发生人工晶状体夹持；人工晶状体直径小，当瞳孔散大时，容易发生人工晶状体瞳孔夹持。

（3）手术因素：若术中人工晶状体未植入囊袋内或人工晶状体其中一襻植入囊袋内，另外一襻植入睫状沟，会造成人工晶状体发生倾斜，容易造成人工晶状体夹持；术中连续环形撕囊直径过大，也有可能造成人工晶状体夹持；术中手术操作损伤瞳孔或悬韧带、不完整撕囊或偏中心撕囊均可引起人工晶状体夹持。

2．临床表现　人工晶状体瞳孔夹持可造成散光、慢性葡萄膜炎、后发性白内障、黄斑水肿以及人工晶状体混浊，由此可造成患者不同程度的视力下降。查体可见患者瞳孔欠圆、轻度散大或偏中心，瞳孔对光反射迟钝，虹膜后粘连，裂隙灯检查可见人工晶状体表面色素沉着，眼前节可见KP等慢性炎症体征。严重者可导致角膜水肿、继发性青光眼等严重并发症。

3．处理

（1）药物＋体位复位法：适用于人工晶状体与虹膜尚未发生粘连的早期人工晶状体瞳孔夹持，可采用局部应用药物散大，取仰卧位，再应用缩瞳药物即可使人工晶状体复位。

（2）巩膜压迫法：若经以上方法后，人工晶状体不能复位，可在表面麻醉后，裂隙灯下使用棉签压迫上襻所在巩膜，使人工晶状体上半部分向后移位至退回至虹膜后方；再压迫下襻对应位置巩膜使下半部分向后移位至人工晶状体完全退回至虹膜平面后。

（3）激光治疗：对于夹持时间较长、虹膜粘连相对时间较长的患者，上述方法可能无法使得人工晶状体复位，可用YAG激光切开前表面临近瞳孔缘的纤维粘连。

（4）人工晶体固定复位术：若夹持时间较长，粘连严重，或晶状体囊膜破损范围较大可采用人工晶状体缝线固定的方法。首先将原有人工晶状体取出，若原有晶状体囊膜残留较多，可以原有后囊做依托，将其中一襻用10−缝线单襻固定；若晶状体囊膜残留较少，可将上、下两襻分别固定于6点钟及12点钟处睫状沟内，用此方法可使得患者视力明显提高、术后疗效较为稳固。

三、病例点评

本例患者白内障术后5年发生人工晶状体瞳孔夹持，既往无明确外伤及其他眼病史。此类患者在术前应着重观察患者患眼人工晶状体与虹膜的关系，散瞳观察患者晶状体囊存留情况，并根据脱位范围选择合适的手术方式。术前应详细评估眼部及全身情况，如裂隙灯显微镜检查、散瞳眼底检查、眼前节＋眼底照相、后节OCT、眼部A/B超、角膜内皮细胞计数、晶体测量计算、角膜内皮细胞计数等。本例患者由于人工晶体长时间夹持于瞳孔区，进而导致虹膜与人工晶状体发生难以分离的虹膜后粘连，故而本患者较适合通过手术的方式使得人工晶状体复位；本例患者人工晶状体透明度尚可，较IOL置换＋悬吊术损伤小，适合行原位IOL悬吊术。

患者术后复诊注意观察人工晶状体复位情况，着重留意是否有人工晶状体再次脱位。此外，由于此类患者人工晶体与虹膜接触时间较长、手术损伤较大，术后炎症反应一般较重，术后应适当应用糖皮质激素或非甾体抗炎药物治疗，注意观察患者眼部前后节炎症情况，及时发现并治疗术后黄斑囊样水肿。

四、延伸阅读

现如今白内障超声乳化摘除联合人工晶体植入术已成为当前首选治疗措施，随着白内障超声乳化技术的普及和手术技术的提高，早期人工晶体脱位已较为少见，但迟发性人工晶体脱位仍然偶有发生。为防止人工晶状体脱位，围术期应注意以下几点。

对于悬韧带条件较差或囊膜破裂高风险患者，在选择术式时可有预见性地联合植入张力环或悬吊人工晶状体，术中撕囊口应居中且尽量大小适宜，手术操作应尽量轻柔，防止操作对悬韧带及晶状体囊袋造成损伤，有研究表明，撕囊口直径越小，囊袋收缩越明显。

术后随访过程中发现后囊混浊时，建议患者尽早采取相对低能量激光行后囊切开；发现前囊口收缩明显时，及时行前囊切开以避免发展成囊膜收缩综合征。

术后早期如无严重葡萄膜炎应尽可能避免散大瞳孔，并应用皮质类固醇类眼药水抑制炎症反应；有虹膜炎症反应时，可使用短效散瞳剂松解早期虹膜与囊膜粘连。

（病例提供者：李恩洁　宋旭东　首都医科大学附属北京同仁医院）

（点评专家：宋旭东　首都医科大学附属北京同仁医院）

参考文献

[1]朱彩红.人工晶状体瞳孔夹持[J].国外医学：眼科学分册，2002，26（1）：5.

[2]杨永明，张亚娟，王升，等.晶状体后囊中央切除治疗人工晶状体瞳孔夹持的体会[J].中国中医眼科杂志，2014，24（03）：211-213.

[3]Brazitikos PD，Roth A.Iris modifications following extracapsular cataract extraction with posterior chamber lens implantation[J].J Cataract Refract Surg，1991，17（3）：269-280.

[4]陆华文.人工晶状体瞳孔夹持18例临床分析[J].华夏医学，2009，22（05）：924-926.

[5]Bartholomew RS.Incidence，causes，and neodymium：YAG laser treatment of pupillary capture[J].J Cataract Refract Surg，1997，23（9）：1404-1408.

[6]杨文辉，刘精锋，邹玉平，等.人工晶体复位术的临床分析[J].中华眼科杂志，1999，35（4）：76.

[7]Davis D，Brubaker J，Espandar L，et al.Late in-the-bag spontaneous intraocular lens dislocation：evaluation of 86 consecutive cases[J].Ophthalmology，2009，116（4）：664-670.

三片式人工晶状体不全脱位后原位悬吊术

一、病历摘要

（一）基本信息

患者男性，39岁，主诉：右眼视力下降伴视物重影1周。

现病史：患者无明显诱因自觉右眼视力下降1周。

既往史：8年前因"右眼白内障"在外院局部麻醉下行右眼白内障超声乳化吸除＋IOL植入术，植入IOL（intraocular lens，IOL）型号为Hoya PY60R。否认眼部外伤史。否认眼部及全身疾病史。

个人史、家族史：无特殊。

（二）专科检查

视力：右眼0.5，左1.0，眼压：右眼17mmHg，左眼15mmHg。右眼角膜透明，前房中深，瞳孔圆，直径约3mm，对光反应灵敏，IOL向下方半脱位，眼底未见明显异常；左眼角膜透明，前房中深，瞳孔圆，直径约3mm，对光反应灵敏，晶状体透明，眼底未见明显异常（病例12图1）。

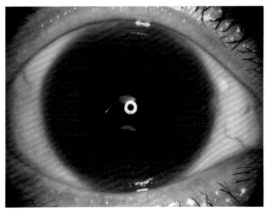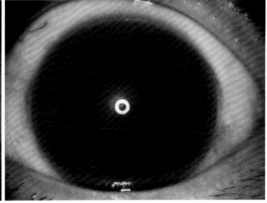

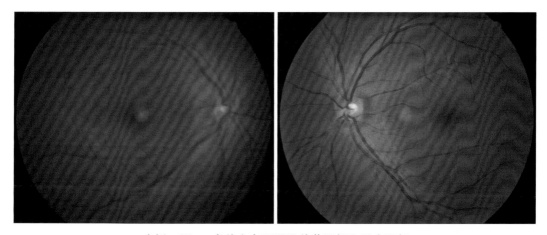

病例12图1　术前患者双眼眼前节照相和眼底照相

（三）辅助检查

1．眼部超声检查（我院，2022年10月16日）　右眼球内异常回声，玻璃体混浊。AXL：右眼23.04mm，左眼22.87mm。

2．角膜内皮镜（我院，2022年10月16日）　角膜内皮细胞密度：右眼1187.8个/mm^2，左眼2156.4个/mm^2。

（四）诊断

1．右眼人工晶状体不全脱位

2．双眼玻璃体混浊

（五）诊疗经过

患者于2020年10月21日局部麻醉下行右眼IOL巩膜层间缝合固定术治疗，手术过程如下：术中见IOL向下方偏位（病例12图2），上方悬韧带大部断裂，IOL下方襻包裹于机化的囊袋中（病例12图3）。常规消毒铺巾、局部麻醉后，于上方制作以角膜缘为基底的结膜瓣，充分分离结膜下组织，烧灼止血，12点位距角膜缘2mm制作一横行巩膜瓣，于7点位制作角巩膜缘主切口，粘弹剂填充前房。胰岛素针头辅助下，悬吊线（8-0双直针聚丙烯缝线）一端自7点位角巩膜缘主切口进入前房、经上方IOL襻上方穿刺至上方巩膜瓣下（病例12图4）；另一端经上方巩膜切口，剪断后缝合上方IOL襻。调整IOL位置，悬吊线缝合固定于颞侧巩膜瓣下，缝合结膜瓣。冲洗前房，清除粘弹剂，缩瞳，水密切口。术毕，瞳孔圆，眼压Tn，IOL位正。

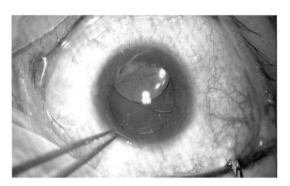

病例12图2　术中可见IOL向下方半脱位

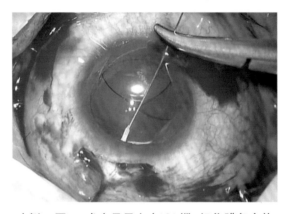

病例12图3　术中悬吊上方IOL襻–机化膜复合体

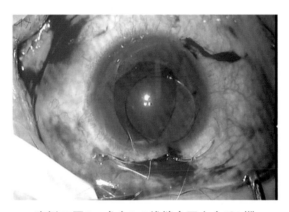

病例12图4　术中8–0线缝合至上方IOL襻

术后7天体格检查：视力：右眼0.5#0.8，左1.0#1.0；眼压：右眼20mmHg，左眼19mmHg。右眼角膜透明，前房中深，瞳孔圆，直径约3mm，对光反应灵敏，IOL在位，眼底未见明显异常；左眼眼部检查同术前（病例12图5）。

显然验光：右眼：-1.75DS/+1.5DC×30°=0.8；左眼：-0.50DC×70°=1.0。

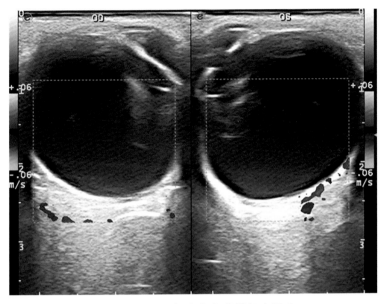

病例13图2　眼部彩色多普勒超声检查

4. 眼底照相　双眼视盘边清色正，黄斑中心凹反光未见，未见渗出、出血或裂孔（病例13图3）。

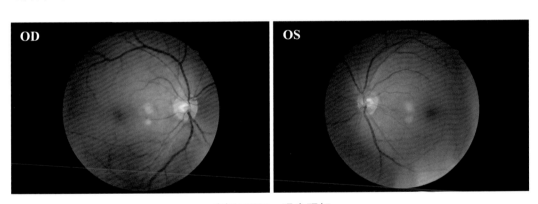

病例13图3　眼底照相

5. 其他　X线及超声心动图检查正常，血常规、尿常规等化验检查正常。

（四）诊断

1. 右眼人工晶体不全脱位

2. 左眼年龄相关性白内障

3. 双眼玻璃体混浊

（五）诊疗经过

诊断明确，建议行右眼人工晶体缝合固定手术治疗。患者于2019年3月4日局部麻醉下行右眼人工晶体经一侧襻缝合联合前段玻璃体切除术治疗。患者术前3天加替沙星眼用凝胶清洁点眼，术前美多丽散瞳点眼，生理盐水洗眼；手术过程如下：术中常规消毒铺巾，开睑，聚维酮碘消毒结膜囊，生理盐水冲洗；显微镜下可见人工晶体向下侧偏位；鼻上方剪开结膜，钝性分离后烧灼止血，角膜缘后3mm处分离板层巩膜；于清亮角膜鼻上及颞上方做切口，注入粘弹剂。9-0缝线将人工晶体悬吊于睫状沟，调整缝线使人工晶体居中固定，系紧缝线，埋于巩膜瓣下；切除前部玻璃体；I/A吸尽粘弹剂；角膜切口水密，自闭不缝，8-0可吸收缝线缝合结膜（病例13图4）；术毕，卡巴胆碱缩瞳，瞳孔圆，直径约3mm，眼压Tn，人工晶体位正。术中无并发症。术后典必殊眼膏涂眼，无菌眼垫遮盖。

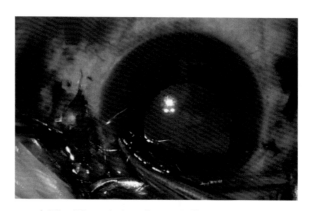

病例13图4　术中于人工晶状体一侧襻上打结

术后第1周复查，患者诉右眼视力仍模糊，门诊裂隙灯下可见患者右眼角膜清，前房中深，人工晶体向上偏位，右眼视力0.3，矫正视力0.8。诊断为"右眼人工晶体半脱位、右眼玻璃体切除术后、左眼老年性白内障"，并建议行右眼人工晶体缝合固定手术治疗。

患者于2019年3月13日局部麻醉下行右眼人工晶体经一侧襻缝合固定治疗。患者术前3天抗生素眼药水清洁点眼，术前美多丽（复方托吡卡胺滴眼液）散瞳点眼，生理盐水洗眼；手术过程如下：术中常规消毒铺巾，开睑，聚维酮碘消毒结膜囊，生理盐水冲洗；显微镜下可见人工晶体向上侧偏位；颞侧剪开结膜，钝性分离后烧灼止血，角膜缘后3mm处分离板层巩膜；于清亮角膜鼻上及颞上方做切口，注入粘弹剂。9-0缝线将人工晶体悬吊于睫状沟，调整缝线使人工晶体居中固定，系紧缝线，埋于巩膜瓣下（病例13图5）；切除前部玻璃体；I/A吸尽粘弹剂；角膜切口水密，自闭不缝，8-0线可吸收缝线缝合结膜；术毕，卡巴胆碱缩瞳，瞳孔圆，直径约3mm，眼压Tn，人工晶体位正。术中无并发症。术后典必殊眼膏涂眼，无菌眼垫遮盖。

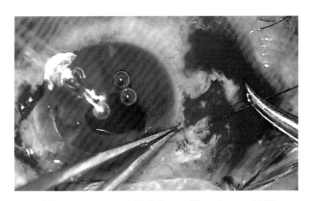

病例13图5　通过缝线将IOL襻固定于巩膜袋

患者术后1个月于门诊复诊，右眼视力0.7，矫正视力1.0（-1.25DC×25°），裂隙灯下可见患者右眼角膜清，前方中深，人工晶体在位，左眼同术前（病例13图6）；4个月后于门诊复诊，右眼视力0.8，矫正视力1.0。

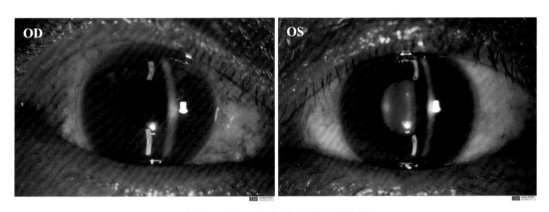

病例13图6　术后1个月眼前节照相

二、疾病介绍

人工晶体脱位可以根据严重程度对其进行分类：Ⅰ度脱位：仅发生IOL震颤不伴有视力下降；Ⅱ度脱位：IOL上缘在视轴以上，可伴有轻微的视力下降；Ⅲ度脱位：IOL上缘在视轴以下，且伴有严重的视力下降；Ⅳ度脱位：IOL脱落至玻璃体腔，且伴有视力严重下降。

人工晶体脱位的治疗方案要根据不同的严重程度及患者自身条件决定。对于人工晶体脱位轻微、无明显症状的患者，可以采取保守观察或配镜矫正；当人工晶体脱位程度严重、患者的视觉症状严重或出现严重并发症，人工晶体有掉入玻璃体腔可能时，考虑手术治疗。对于人工晶体脱位轻微、囊袋完整、仅晶体小部分脱出时，将人工晶体调位至囊袋内或睫状沟即可；当人工晶体脱位严重时，可以采取的手术方式包括人工晶体置换术和人工晶体再固定术。

三、病例点评

本病例中，患者于半年前因发生右眼人工晶体脱位行人工晶体置换术，半年后又发生右眼人工晶体脱位。在第一次手术时术者选择将其一侧襻固定于巩膜并联合前部玻璃体切除术，后患者仍诉视物模糊，查体见人工晶体向上偏位，遂将另一侧襻固定于巩膜，术后查体见人工晶体位置居中，患者视力改善，满意度高。

本病例中，两次人工晶体襻的固定都是采用了在先将人工晶体襻引出眼外，在人工晶体上打结后再送入眼内的方式固定，最大限度地保证了线结的稳定性，防止线结在眼内脱落。

四、延伸阅读

人工晶体脱位严重时，可选择的术式包括人工晶体置换术及人工晶体固定术。应在条件允许的情况下尽可能地选择人工晶体再固定，因为人工晶体固定术相较于人工晶体置换术角膜切口较小，带来的医源性散光较小，并且相较于大切口，低眼压、玻璃体脱出、爆发性脉络膜出血及眼内炎等并发症发生率也更小；其需要的步骤也更少，对眼睛的侵入性也相对更小。另外，有研究表明人工晶体再固定相较于置换发生再脱位的风险更低。

应首先判断患者是否适合进行人工晶体固定术。人工晶体再固定可选择虹膜固定与巩膜固定，由于虹膜固定带来的并发症较多，现多选择巩膜固定。当IOL-囊袋复合体完整、有囊袋张力环或人工晶体为三片式时，适合进行缝合固定。从脱落幅度最大的一侧入路，可在人工晶体襻系上牢固的线结，再固定于巩膜。

当脱位的人工晶体本身设计不适于再固定，或IOL-囊袋复合体脱位严重时，则应当选择人工晶体置换术。取出原有的人工晶体，植入新的前房型或后房型人工晶体，缝合的方式包括虹膜固定、巩膜固定、巩膜层间无缝线固定等，虹膜固定由于并发症较多，使用较少。

（病例提供者：吕宁馨 宋旭东 首都医科大学附属北京同仁医院）

（点评专家：宋旭东 首都医科大学附属北京同仁医院）

参考文献

[1]Lorente R，De Rojas V，Vazquez De Parga P，et al.Management of late spontaneous in-the-bag intraocular lens dislocation：Retrospective analysis of 45 cases[J].Journal of cataract and refractive surgery，2010，36（8）：1270-1282.

[2]Gimbel HV，Condon GP，Kohnen T，et al.Late in-the-bag intraocular lens dislocation：incidence，prevention，and management[J].Journal of cataract and refractive surgery，2005，31（11）：2193-2204.

[3]Jakobsson G，Zetterberg M，Lundström M，et al.Late dislocation of in-the-bag and out-of-the bag intraocular lenses：ocular and surgical characteristics and time to lens repositioning[J].Journal of cataract and refractive surgery，2010，36（10）：1637-1644.

[4]Kristianslund O，Dalby M，Drolsum L.Late in-the-bag intraocular lens dislocation[J].Journal of cataract and refractive surgery，2021，47（7）：942-954.

[5]Yang S，Nie K，Jiang H，et al.Surgical management of intraocular lens dislocation：A meta-analysis[J].PloS one，2019，14（2）：e0211489.

[6]Kim SS，Smiddy WE，Feuer W，et al.Management of dislocated intraocular lenses[J].Ophthalmology，2008，115（10）：1699-1704.

[7]Shingleton BJ，Yang Y，O'donoghue MW.Management and outcomes of intraocular lens dislocation in patients with pseudoexfoliation[J].Journal of cataract and refractive surgery，2013，39（7）：984-993.

四襻式人工晶状体不全脱位后缝合固定术

一、病历摘要

（一）基本信息

患者女性，1961年生，因"右眼视物模糊数周"于2022年10月9日就诊于我院门诊。

患者2016年于我院分别行双眼白内障超声乳化吸除联合人工晶体植入术，植入人工晶体类型位为MI60（四襻式），手术过程顺利，术中无并发症。

（二）专科检查

右眼裸眼视力0.5，左眼裸眼视力0.8；眼压：右眼18mmHg，左眼17mmHg。裂隙灯下可见右眼角膜基质透明，KP（－），前房深，Tyn（－），瞳孔欠圆，人工晶状体襻瞳孔夹持，人工晶状体向鼻下方偏位。左眼角膜基质透明，KP（－），前房深，Tyn（－），瞳孔圆，对光反射灵敏，人工晶状体在位。

（三）辅助检查

1. 眼前节照相　右眼人工晶状体襻瞳孔夹持；左眼人工晶状体在位（病例14图1）。

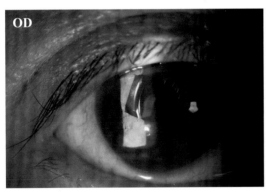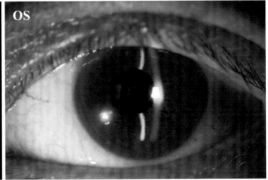

病例14图1　术前眼前节照相

2. 前节OCT检查　提示右眼IOL倾斜5.4°，偏中心0.20mm；左眼IOL倾斜6.7°，偏中心0.14mm（病例14图2）。

3. 眼底照相　双眼豹纹状眼底，视盘斜入，颞侧可见萎缩弧（病例14图3）。

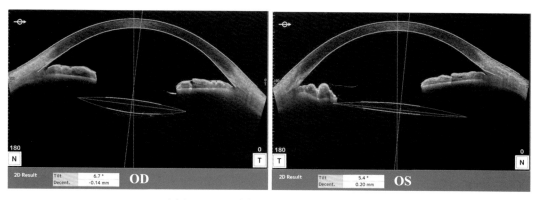

病例14图2　前节OCT显示右眼IOL倾斜

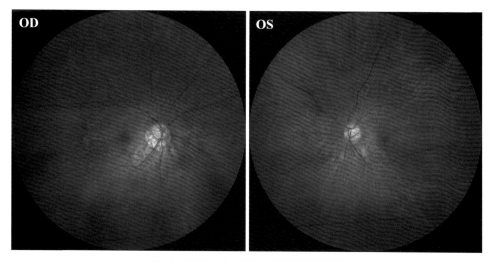

病例14图3　全视网膜扫描眼底所见

4. 眼部超声检查　双眼球内异常信号，玻璃体混浊，玻璃体后脱离（病例14图4）。

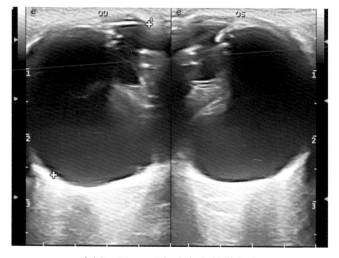

病例14图4　眼部彩色多普勒超声

5．IOL Master 700生物测量　眼轴右眼27.03mm，左眼26.18mm；前房深度左眼4.86mm（病例14图5）。

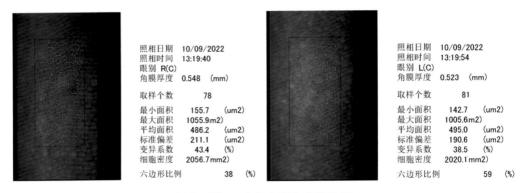

病例14图5　术前IOL Master 700生物测量

6．角膜内皮镜　右眼角膜内皮细胞密度为2056.7个/mm^2，左眼为2020.1个/mm^2；角膜内皮细胞六边形比例：右眼38%，左眼59%（病例14图6）。

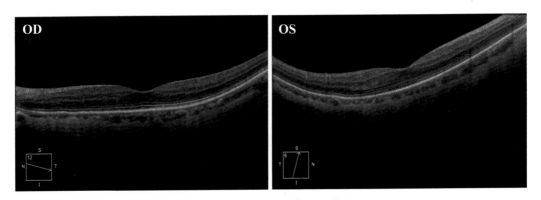

病例14图6　术前角膜内皮镜检查

7．后节OCT检查　示右眼视网膜前表面反射欠光滑，左眼黄斑区未见明显异常（病例14图7）。

病例14图7　术前后节OCT检查

8. 其他检查　X线及超声心动图检查正常，血常规、尿常规等化验检查正常。

（四）诊断

1. 右眼人工晶体不全脱位

2. 左眼人工晶体眼

3. 双眼玻璃体混浊

（五）诊疗经过

诊断明确，建议行右眼人工晶体缝合固定手术治疗。患者于2022年10月24日局部麻醉下行右眼人工晶体经襻缝合术治疗。患者术前3天抗生素眼药水清洁点眼，术前美多丽散瞳点眼，生理盐水洗眼；手术过程如下：术中常规消毒铺巾，开睑，聚维酮碘消毒结膜囊，生理盐水冲洗；球结膜下注射利多卡因局部麻醉；显微镜下可见10点位一侧人工晶体襻脱出于虹膜外，人工晶体向鼻下侧偏位；颞上方剪开结膜，钝性分离后烧灼止血，10～11点位距角膜缘后4mm处分离板层巩膜；于清亮角膜鼻侧及上方做切口，从上方角膜切口注入粘弹剂。双针10-0线缝合颞上侧人工晶体襻将其固定于巩膜，调整缝线使人工晶体居中固定，系紧缝线，埋于巩膜瓣下；I/A吸尽粘弹剂；角膜切口水密，自闭不缝，8-0线缝合结膜；术后典必殊眼膏涂眼，无菌眼垫遮盖。术毕，卡巴胆碱缩瞳，瞳孔圆，直径约3mm，眼压Tn，人工晶体位正。

术后第1周复查，门诊裂隙灯下可见患者右眼角膜清，人工晶体在位居中，左眼同术前；右眼裸眼视力0.4，显然验光结果：右眼-1.50DC×180°，矫正视力为0.6，针孔视力无改善；前节OCT：双眼IOL位正；右眼眼压24.1mmHg，左眼眼压16.3mmHg，予美开朗（盐酸卡替洛尔滴眼液）2次/日点右眼，并嘱1个月后再次复查。

二、疾病介绍

人工晶状体脱位或半脱位是白内障手术的常见并发症，可分为囊袋内脱位和囊袋外脱位。囊袋内脱位常由于患者悬韧带松弛导致的人工晶状体及患者自身囊袋形成的复合体脱落至前房或玻璃体腔中，常在手术后期发生；囊袋外脱位常由于人工晶状体的不对称放置或囊袋自身的缺损导致，常在术后早期发生。

人工晶状体脱位的发生一方面与手术过程有关，例如手术过程中囊袋的破裂。如果撕囊口直径过小，还可能会引发囊袋收缩综合征进而导致IOL囊袋内脱位，另一方面，其发生也与患者本身的因素有关，如患者自身的解剖结构，如高度近视、视网膜色素变性、假性囊膜剥脱综合征都是人工晶状体脱位的高危因素。此外，外伤、过往眼内手术损伤及术后Nd：YAG激光带来的损伤也是诱发人工晶状体脱位的重要原因。

人工晶状体脱位严重时会导致患者出现视力下降、光感受异常、单眼复视、慢性疼痛等症状，脱位的人工晶体甚至会因慢性机械摩擦导致慢性虹膜炎、继发性青光眼、黄斑囊样水肿等并发症。

三、病例点评

本病例中，患者于白内障手术后6年无明显诱因发生右眼人工晶体脱位，裂隙灯下可见10点位一侧IOL襻脱出于虹膜外，人工晶体向鼻下方偏位，伴有视力下降症状。经详细术前检查，考虑手术方案为经脱出的晶状体襻进行巩膜缝合。术后人工晶体位置恢复居中。本例中采用小切口巩膜固定人工晶体的手术方式，从脱落幅度最大的一侧固定人工晶体襻，实现了复位的效果，避免了进行置换人工晶体，降低了手术风险，减少了对患者的创伤。

四、延伸阅读

人工晶状体倾斜和偏心会引起术后的离焦、散光和波前像差，在极端情况下会降低视力。人工晶状体偏位对视力下降的影响比倾斜大。2020年Zahra Ashen等的一项研究指出：在晶状体和人工晶体中小于5°颞下倾斜都很常见，但是当人工晶体偏心大于1mm，倾斜大于5°，可能会引起较为明显的视觉症状，并导致散光。

非球面人工晶体主要是为了补偿角膜正球差而设计的，其倾斜和偏心会使其功能丧失。当偏心距大于0.5mm时，非球面人工晶体的优势便丧失了。人工晶体偏心对非球面视功能的影响比对球面人工晶体的影响更为显著，在多焦人工晶体中比单焦人工晶体更显著。与囊膜固定的人工晶体相比，巩膜固定的人工晶体发生晶状体倾斜的频率更高。

（病例提供者：吕宁馨 宋旭东 首都医科大学附属北京同仁医院）

（点评专家：宋旭东 首都医科大学附属北京同仁医院）

参考文献

[1]Hayashi K，Hirata A，Hayashi H.Possible predisposing factors for in-the-bag and out-of-the-bag intraocular lens dislocation and outcomes of intraocular lens exchange surgery[J].Ophthalmology，2007，114（5）：969-975.

[2]Fujikawa A，Mohamed YH，Kinoshita H，et al.Spontaneous dislocation of the posterior chamber intraocular lens[J].International ophthalmology，2018，38（3）：1111-1117.

[3]Gimbel HV，Condon GP，Kohnen T，et al.Late in-the-bag intraocular lens dislocation：incidence，prevention，and management[J].Journal of cataract and refractive surgery，2005，31（11）：2193-

2204.

[4]Neuhann T，Yildirim TM，Son HS，et al.Reasons for explantation，demographics，and material analysis of 200 intraocular lens explants[J].Journal of cataract and refractive surgery，2020，46（1）：20-26.

[5]Ascaso FJ，Huerva V，Grzybowski A.Epidemiology，Etiology，and Prevention of Late IOL-Capsular Bag Complex Dislocation：Review of the Literature[J].Journal of ophthalmology，2015，2015：805706.

[6]Hesse Y，Spraul CW，Brückner KA，et al.In-the-bag dislocation of a hydrophilic acrylic intraocular lens[J].Journal of cataract and refractive surgery，2003，29（4）：848-851.

[7]Taketani F，Matuura T，Yukawa E，et al.Influence of intraocular lens tilt and decentration on wavefront aberrations[J].Journal of cataract and refractive surgery，2004，30（10）：2158-2162.

[8]Marianelli BF，Mendes TS，De Almeida Manzano RP，et al.Observational study of intraocular lens tilt in sutureless intrascleral fixation versus standard transscleral suture fixation determined by ultrasound biomicroscopy[J].International journal of retina and vitreous，2019，5：33.

[9]Ashena Z，Maqsood S，Ahmed SN，et al.Effect of Intraocular Lens Tilt and Decentration on Visual Acuity，Dysphotopsia and Wavefront Aberrations[J].Vision（Basel），2020，4（3）：41.

病例15

C型襻人工晶状体不全脱位后缝合固定术

一、病历摘要

（一）基本信息

患者男性，50岁，主因"左眼眩光10天"于2023年1月12日就诊于我院门诊。

双眼白内障术后5年，否认外伤史。

（二）专科检查

视力：右眼1.2，左眼0.9。眼压：右眼15.3mmHg，左眼15.7mmHg。右眼角膜基质透明，KP（－），前房深，Tyn（－），瞳孔圆，对光反射灵敏，人工晶状体在位。左眼角膜基质透明，KP（－），前房深，Tyn（－），瞳孔圆，对光反射灵敏，人工晶体偏位，散瞳后颞下方可见IOL-囊袋复合体赤道部，悬韧带稀疏。

（三）辅助检查

1. 显然验光　右眼：–5.00DS/–1.00DC×100°　＝1.0；左眼：–4.75DS＝1.0。

2. 眼前节照相　左眼IOL-囊袋复合体向鼻侧偏位（病例15图1）。

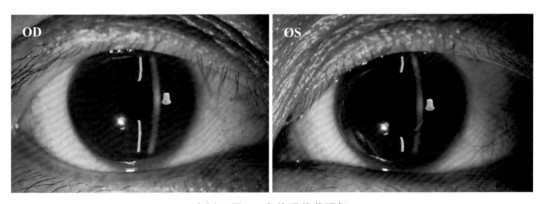

病例15图1　术前眼前节照相

3. 前节OCT检查　左眼IOL向鼻侧偏位，可见机化的囊膜包绕晶体襻（病例15图2）。

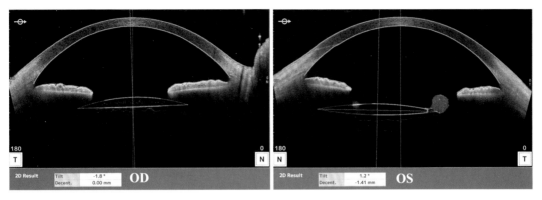

病例15图2　术前双眼前节OCT检查

4．眼部超声检查　左眼IOL位置异常，卧位检查左眼IOL回声向后移位（病例15图3）。

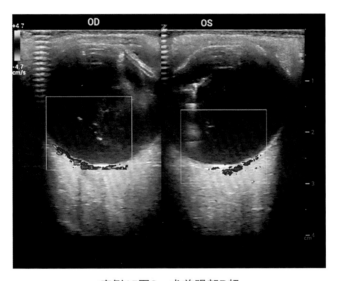

病例15图3　术前眼部B超

5．IOL Master 700生物测量　眼轴长右眼27.13mm，左眼26.32mm；前房深度4.67mm，左眼5.07mm（病例15图4）。

OD right	Biometric values		OS left	
Eye status				
LS: Pseudophakic　　VS: Vitreous body			LS: Pseudophakic　　VS: Vitreous body	
Ref: ---		VA: ---	Ref: ---	VA: ---
LVC: Untreated			LVC: Untreated	
Biometric values				
AL: **27.13** mm	SD:	5 μm	AL: **26.32** mm	SD: 8 μm
CCT: **508** μm	SD:	3 μm	CCT: **526** μm	SD: 3 μm
ACD: **4.67** mm	SD:	6 μm	ACD: **5.07** mm	SD: 10 μm
LT: **0.62** mm	SD:	29 μm	LT: **0.60** mm	SD: 13 μm

病例15图4　术前IOL Master 700生物测量

6. 其他　后节OCT检查、角膜内皮镜、Pentacam角膜地形图未见明显异常。

（四）诊断

1. 左眼人工晶状体不全脱位

2. 右眼人工晶状体植入状态

（五）诊疗经过

患者于2023年1月30日局部麻醉下行左眼IOL经襻缝合术治疗，手术过程如下：术中见晶体向鼻上方偏位，颞下方悬韧带大部断裂，人工晶体包裹于囊袋机化膜中。常规消毒铺巾、局部麻醉后，于颞侧制作以角膜缘为基底的结膜瓣，充分分离结膜下组织，烧灼止血，距角膜缘2mm制作一横行巩膜瓣。于9点位制作角巩膜缘主切口，分别于1点位及3点位制作侧切口，粘弹剂填充前房，调位钩旋转人工晶体使其两襻处于水平位置。胰岛素针头辅助下，悬吊线（8-0双直针聚丙烯缝线）一端自鼻侧主切口进入前房、经颞侧晶体襻下方穿刺至颞侧巩膜瓣下；另一端经颞侧晶体襻上方穿刺至颞侧巩膜瓣下，环绕晶体襻-机化膜复合体。调整人工晶体位置，悬吊线缝合固定于颞侧巩膜瓣下，缝合结膜瓣。前部玻璃体切除术清除前房内玻璃体，粘弹剂填充前房。同上述操作，悬吊鼻侧晶体襻-机化膜复合体，固定IOL于睫状沟。冲洗前房，清除粘弹剂，检查前房无玻璃体疝，水密切口，前房留置气泡。术毕，瞳孔圆，眼压Tn，人工晶体位正。

术后1周复查：左眼视力0.1，矫正0.8（-7.00DS/-0.75DC×90°），眼压17.2mmHg。左眼角膜透明，切口水密良好，结膜缝线在位，前房深，Tyn（-），瞳孔圆，对光反射灵敏，人工晶状体居中位正（病例15图5）。前节OCT显示左眼IOL居中、无明显倾斜（病例15图6）。

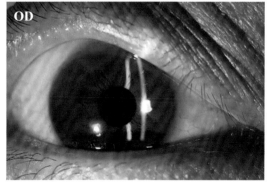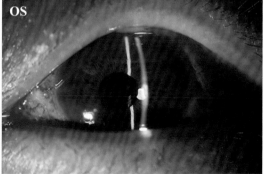

病例15图5　术后1周眼前节照相

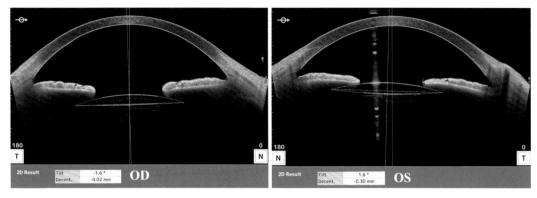

病例15图6　术后1周前节OCT检查

二、疾病介绍

人工晶状体的脱位或半脱位是白内障手术后的并发症之一。对于后房型IOL来讲，其脱位后的主要症状为异常视觉现象。例如，后房型IOL脱位可能导致复视，主要包括双眼物像大小不等、棱镜的成像移位等双眼症状；同时还可能引起单眼视物模糊或单眼复视等单眼症状。其原因是当瞳孔扩大暴露IOL光学部边缘时，部分光线未通过IOL光学部而直接在视网膜上成像，进而产生干扰图像。某些设计有定位孔的人工晶体还会由于光线通过IOL光学边缘或定位孔时产生的折射或衍射效应引起患者的眩光症状。对于多焦或可调节IOL，其偏位后会引起眩光或光晕现象。

查体时裂隙灯下可见人工晶体偏位，散瞳后可见人工晶体光学部或人工晶体襻，部分患者中可以见到囊袋边缘和（或）松弛的悬韧带；少数患者可能出现人工晶体或其襻脱位至前房，牵拉虹膜导致瞳孔不圆；前房可出现不等深的情况。前节OCT可提示人工晶体位置异常及其方向。B超可见人工晶体位置异常，可随患者体位变化而移动，甚至人工晶体脱入玻璃体腔。

引起后房型IOL偏位的原因很多，如：晶体襻位置不对称、囊袋或悬韧带支撑力弱、晶状体大小与囊袋不匹配、瞳孔夹持所致的进行性虹膜后粘连、囊袋纤维化、迟发性悬韧带断裂、YAG激光后囊膜切口扩大及术后眼球外伤等。

尽管手术干预的效果确切，但这并不是处理复杂人工晶状体眼病例的唯一有效治疗方法，保守观察和药物治疗始终应予以考虑。一些患者在术后早期IOL脱位后，在不采取手术干预的状态下仍可保持良好的矫正视力。是否选择手术主要根据脱位IOL所处的位置、患者的年龄和全身状况、眼部症状、视力、角膜内皮情况、眼内炎症程度以及对侧眼的状况来综合决定。

目前，我国白内障术中使用的绝大多数IOL为后房型设计，因此后房型IOL的偏中心和脱位越来越普遍。患者最常见的主诉是异常物像，这是由于晶状体的光部边缘异位至瞳孔区引起的。如果这种症状仅在夜间瞳孔扩大时出现，可以局部滴用缩瞳药，如果症状十分严重，就需要进行IOL复位、取出或置换手术。具体的手术方式将在后文中详细介绍。

三、病例点评

本病例中，患者白内障术后5年出现IOL脱位。对于这类患者，当拟行手术治疗时，需要特别进行全面的术前评估，以分析IOL脱位的原因，评估脱位情况，从而选择手术方式。主要术前检查包括：双眼最佳矫正视力、裂隙灯显微镜检查、散瞳眼底检查、眼底照相、后节OCT、角膜曲率、角膜地形图、眼部B超、角膜内皮细胞计数、晶体测量计算等。前节OCT或UBM可以提供有价值的解剖病理生理信息，协助手术方案的设计。

设计手术方案时，必须考虑到手术时机、手术入路（前路或者后路）、手术医生的组成（是否需要与眼底外科医生合作），以及如何重置IOL（复位、置换或取出）等。如果术前瞳孔不能充分散大或眼内结构观察不清，则不可急于确定手术方案，而应在术中瞳孔散到最大时，直视观察晶状体与周围组织的解剖关系后重新评估手术方案。本病例中，手术计划为应用患者原有IOL的人工晶体悬吊术，但也应在术前做好术中置换IOL的全面准备。

四、延伸阅读

在处理IOL脱位时一般首先考虑其能否用原IOL进行复位固定术。晶体襻的非对称固定可导致后房型IOL偏位，对于这类患者的复位可以用如下几种手术方法：如果囊袋完整，可以在前囊下注射少量粘弹剂，旋转IOL入囊袋内或者固定于睫状沟，并保持正位。当用右手旋转IOL时，左手可持弯曲的Osher Y形钩作为辅助工具（Bausch& Lomb Y hook STORZ E577），（Duckwort h & Kent Y hook，P2443A6-471）。绝大多数IOL瞳孔夹持的情况均可以复位。IOL向后脱位时，可以使用粘弹剂填充前房并保护囊袋。当囊袋相对于IOL较大时，较小的IOL偏位可以通过其光学面与前囊或后囊膜夹持而得到复位。但应该注意的是，IOL在囊袋内前后移动时，可能会产生轻微的屈光力改变。

如果囊袋破裂，可尝试将偏位的一片式IOL光学部前移至前囊口上方并形成夹持固定，或者将三片式IOL通过睫状沟固定复位。当囊膜破裂时间较长、前后囊机化融合时，有时可以对已融合的前、后囊膜再次行囊膜切开，并尝试以IOL光学面夹持的方式复位。

脱位的后房型IOL也可以通过多种方式固定于巩膜上，从而实现复位，部分手术者认为巩膜固定较为牢固，也有手术者认为此种术式主要受限于缝线寿命。也有部分学者将IOL缝合固定于虹膜中周部。具体手术固定方式将在病例16详细描述。

（病例提供者：刘雨诗　宋旭东　首都医科大学附属北京同仁医院）

（点评专家：宋旭东　首都医科大学附属北京同仁医院）

参考文献

[1]Keates RH，Ehrlich DR."Lenses of change"：complications of anterior chamber implants[J].
Ophthalmology，1978，85（4）：408.

[2]Hoffman RS，Fine IH，Packer M，et al.Scleral fixation using suture retrieval through a scleral tunnel[J].
J Cataract Refract Surg，2006，32（8）：1259-1263.

[3]Hannush SB.Sutured posterior chamber intraocular lenses：indications and procedure[J].Curr Opin
Ophthalmol，2000，11（4）：233-240.

[4]Fine IH，Hoffman RS.Phacoemulsification in the presence of pseudoexfoliation：challenges and
options[J].J Cataract Refract Surg，1997，23（2）：160-165.

[5]Hoffman RS，Fine IH，Packer M.Scleral fixation without conjunctival dissection[J].J Cataract Refract
Surg，2006，32（11）：1907-1912.

[6]Agarwal A，KumarDA，Jacob S，et al.Fibrin glue-assisted sutureless posterior chamber intraocuair
lens implantation in eyes with deficient posterior capsules[J].J Cataract Refract Surg，2008，34（9）：
1433-1438.

[7]Osher RH.Synthetic zonules[J].Ophthalmology Times，1997：15.

[8]Stark WJ，Goodman G，Goodman D，et al.Posterior chamber intraocular lens implantation in the
absence of posterior capsular support[J].Ophthalmic Surg，1988，19（8）：240-243.

[9]Osher RH，Snyder ME，Cionni RJ.Modification of the Siepser slip-knot technique[J].J Cataract Refract
Surg，2005，31（6）：1098-1100.

环形襻人工晶状体不全脱位后缝合固定术

一、病历摘要

（一）基本信息

患者男性，46岁，主因"右眼白内障术后视力下降2年"于2023年2月2日就诊于我院门诊。

既往体健，否认外伤史。

（二）专科检查

右眼视力0.6，左眼视力0.2。眼压：右眼14.6mmHg，左眼15.0mmHg。右眼角膜基质透明，KP（－），前房中深，Tyn（－），瞳孔欠圆，人工晶状体向下方脱位，上方可见人工晶状体光学部边缘及囊袋赤道部，对应范围悬韧带断裂。左眼角膜基质透明，KP（－），前房中深，Tyn（－），瞳孔圆，对光反射灵敏，人工晶状体在位。

（三）辅助检查

1. 眼前节照相　右眼IOL-囊袋复合体向下方脱位（病例16图1）。

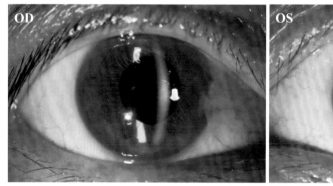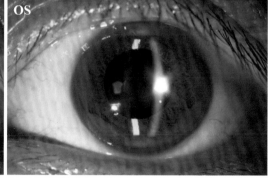

病例16图1　术前眼前节照相

2. 显然验光　右眼：−1.50DC×105°　＝0.9。

3. 前节OCT检查　右眼IOL倾斜2.8°，偏中心1.54mm，左眼IOL位正（病例16图2）。

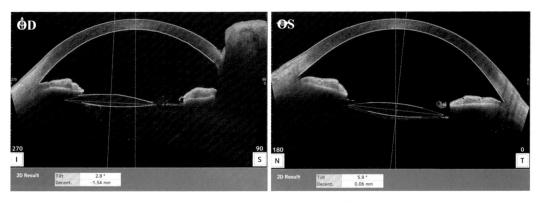

病例16图2　术前双眼前节OCT检查

4. 眼部超声检查　双眼玻璃体混浊（病例16图3）。

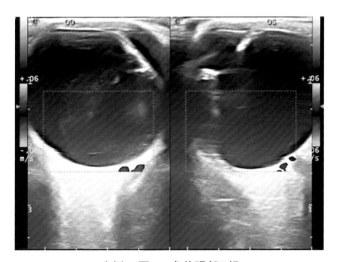

病例16图3　术前眼部B超

5. IOL Master 700生物测量　眼轴右眼24.11mm，左眼22.87mm；前房深度右眼4.73mm，左眼5.01mm（病例16图4）。

OD right			IOL calculation	OS left		
(●)				(●)		
Eye status						
LS: Pseudophakic		VS: Vitreous body		LS: Pseudophakic		VS: Vitreous body
Ref.: ---		VA: ---		Ref.: ---		VA: ---
LVC: Untreated		LVC mode: -		LVC: Untreated		LVC mode: -
Target ref.: -0.50 D		SIA: +0.00 D @ 0°		Target ref.: -0.50 D		SIA: +0.00 D @ 0°
Biometric values						
AL: 24.11 mm	SD: 6 μm			AL: 22.87 mm	SD: 6 μm	
ACD: 4.73 mm (!)	SD: 16 μm			ACD: 5.01 mm (!)	SD: 22 μm	
LT: --- (*)				LT: --- (*)		
WTW: 12.6 mm				WTW: 12.6 mm		
SE: 42.18 D	SD: 0.01 D	K1: 41.80 D	@158°	SE: 41.93 D	SD: 0.01 D	K1: 41.55 D @ 6°
ΔK: -0.77 D	@158°	K2: 42.56 D	@ 68°	ΔK: -0.76 D	@ 6°	K2: 42.31 D @ 96°
TSE: 42.17 D	SD: 0.03 D	TK1: 41.82 D	@156°	TSE: 41.93 D	SD: 0.01 D	TK1: 41.58 D @ 7°
ΔTK: -0.70 D	@156°	TK2: 42.52 D	@ 66°	ΔTK: -0.70 D	@ 7°	TK2: 42.28 D @ 97°

病例16图4　术前IOL Master 700生物测量

6．其他　角膜内皮镜、Pentacam角膜地形图、眼底照相、后节OCT检查未见明显异常。

（四）诊断

1．右眼人工晶状体不全脱位

2．双眼人工晶状体植入状态

（五）诊疗经过

患者于2023年2月8日局部麻醉下行右眼人工晶体悬吊＋前部玻璃体切除＋虹膜周切术治疗，手术过程如下：术中见四襻式人工晶体向鼻下方偏位，其中两襻位于上方、两襻位于下方，上方可见一晶体襻部分脱出于虹膜前，颞上方可见晶体光学部边缘及囊袋边缘。常规消毒铺巾、局部麻醉后，于上方制作以角膜缘为基底的结膜瓣，充分分离结膜下组织，烧灼止血，距角膜缘2mm制作巩膜瓣。于9点位制作角巩膜缘主切口，分别于2点位及6点位制作侧切口，粘弹剂填充前房。胰岛素针头辅助下，悬吊线（8-0双直针聚丙烯缝线）一端自下方切口进入前房、经上方晶体襻环内穿刺至上方巩膜瓣下；另一端经另一上方晶体襻环内穿刺至上方巩膜瓣下，环绕上方两晶体襻，固定IOL于睫状沟（病例16图5）。调整人工晶体及晶体襻位置，悬吊线缝合固定于上方巩膜瓣下，缝合结膜瓣。前部玻璃体切除术清除前房内玻璃体，粘弹剂填充前房。同上述操作，悬吊下方两晶体襻，固定IOL于睫状沟。清除前房玻璃体，上方虹膜周边切除。冲洗前房，清除粘弹剂，检查前房无玻璃体疝入，水密切口，前房留置气泡。术毕，瞳孔圆，眼压Tn，人工晶体位正。

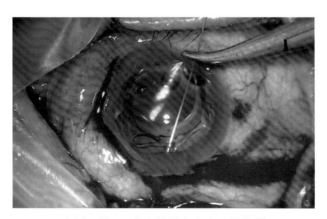

病例16图5　术中悬吊上方人工晶体襻

术后1周复查：右眼视力0.05。右眼结膜缝线在位，角膜清，前房中，瞳孔圆，IOL位正。右眼验光：–2.50DS/–1.00DC×115°＝0.6。前节OCT检查：右眼IOL位正（病例16图6）。

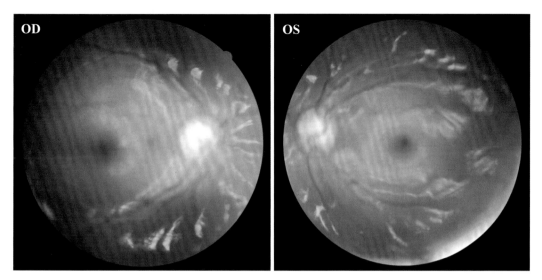

病例17图2　患儿眼底照相

（三）辅助检查

1. 眼部超声检查　患儿双眼玻璃体腔可见少量弱点状回声，不与后极部球壁回声相连，动度（＋）。双眼CDFI未见异常血流信号，超声弹性检查（－）（病例17图3）。

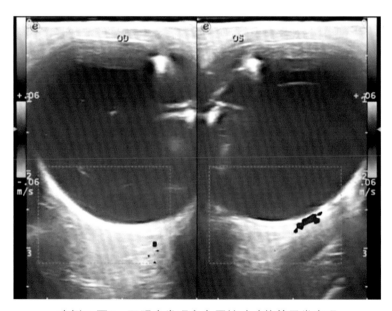

病例17图3　双眼未发现永存原始玻璃体等异常表现

2. 超声心动图　提示左心大。①主动脉瓣关闭不全（轻度）；②三尖瓣关闭不全（轻度）；③二尖瓣关闭不全（中度）；④主动脉窦扩张；以上表现符合马方综合征心脏表现（病例17图4）。

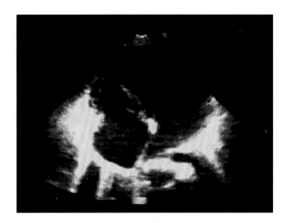

病例17图4　患儿超声心动图

（四）诊断

1．双眼先天性晶状体不全脱位

2．双眼屈光不正

3．双眼弱视

4．马方综合征

（五）诊疗经过

经一系列检查，诊断明确。经儿科和麻醉科会诊后，拟全身麻醉下使用二期张力环缝合固定术治疗双眼CEL。双眼先后行超声乳化白内障吸除＋张力环植入＋人工晶状体植入术。3个月后，再根据IOL-CTR-囊袋复合体脱位情况，进行二期经巩膜张力环固定＋前段玻璃体切除＋周边虹膜切除术（病例17图5）。二期术后3个月患儿复查右眼裸眼视力0.5，矫正视力0.7（+1.25DS/+0.5DC×145°）；左眼裸眼视力0.4，矫正视力0.7（+2.5DS）。右眼眼压9.4mmHg，左眼眼压10.2mmHg。裂隙灯检查可见双眼IOL居中位正，前节OCT检查显示右眼IOL偏中心0.5mm，倾斜17.2°，左眼IOL偏中心0.13mm，倾斜3.3°（病例17图6、病例17图7）。

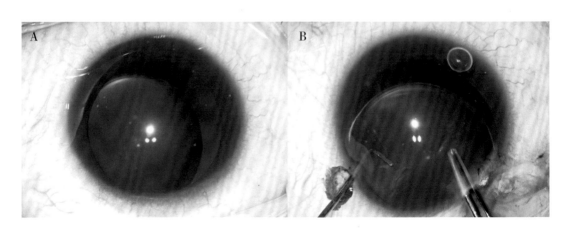

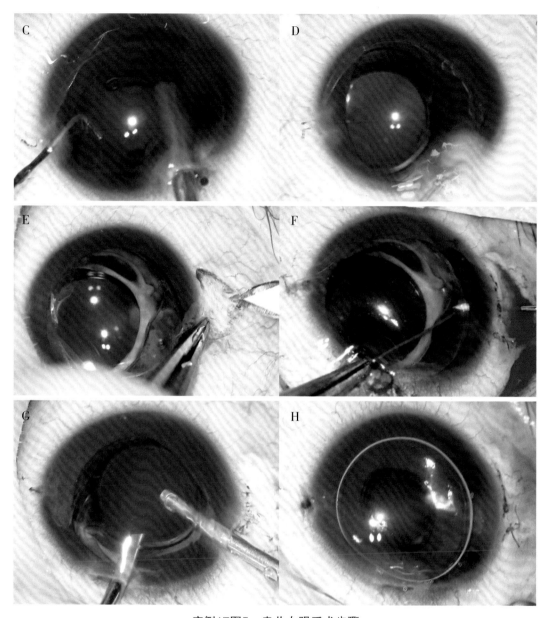

病例17图5　患儿右眼手术步骤

其中A-D为一期手术，E-H为二期手术。A：术前右眼可见晶状体向鼻上方脱位，5～11点晶状体悬韧带部分缺失、稀疏；B：进行连续环形撕囊，直径5.5mm；C：I/A吸除晶状体后，囊袋内植入预装式CTR，规格11.0mm；D：囊袋内植入一片式疏水型IOL；E：3个月后进行二期CTR固定术，可见IOL-CTR—囊袋复合体向鼻上方脱位，首先在9点位置角膜缘后2.0mm制作巩膜瓣；F：使用10-0双长针聚丙烯缝线将张力环固定到巩膜瓣上；G：行前入路前段玻璃体切除；H：无菌空气前房形成，术后IOL-CTR—囊袋复合体居中位正。

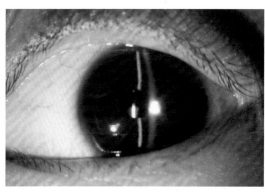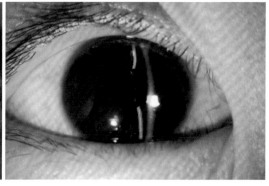

病例17图6　眼CTR缝合术后1个月裂隙灯眼前节照相

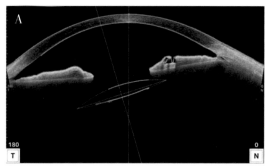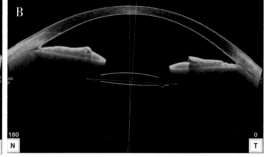

病例17图7　患儿二期CTR固定术后3个月双眼前节OCT检查

A：右眼IOL偏中心0.5mm，倾斜17.2°；B：左眼IOL偏中心0.13mm，倾斜3.3°。

二、疾病介绍

先天性晶状体不全脱位（congenital ectopia lentis，CEL）是指由于晶状体悬韧带松弛、断裂等异常造成晶状体偏离正常解剖部位的一类疾病。根据其发病原因不同可以分为伴系统性疾病EL及单纯性EL。单纯性EL多表现为双侧对称上侧或外侧晶状体异位；一般为常染色体显性遗传多见，常染色体隐性遗传也可发生。目前已发现多种与CEL发生有关的基因。FBN1是第一个被证实引起CEL的基因，位于15q21.1染色体上，包含65个外显子，其异常所致CEL为常染色体显性遗传。它编码的原纤维蛋白-1是组成晶状体悬韧带最主要的纤维蛋白，因此多种不同病因的CEL都存在FBN1的异常。目前已确认与马方综合征有关的FBN1突变超过1200种，常表现为其编码的半胱氨酸被其他氨基酸取代。除单纯性CEL仅表现为晶状体脱位，其他伴有系统性疾病的CEL患者多伴有比较特征性的临床表现。马方综合征是晶状体脱位最常见的病因，患者同时伴有心血管系统及骨骼系统疾病。心血管系统异常表现为主动脉瘤、主动脉夹层及二尖瓣脱垂等；骨骼系统主要表现为较同龄人过度生长的四肢、蜘蛛指，以及肋骨过度发育导致的胸骨畸形。马切山尼综合征主要特征性表现为身材矮胖及球形晶状体。高胱氨酸尿症患者的临床表现为手指、脚趾过长，此特点易与马方综合征患者混淆，智力发育迟缓以及多发性血栓的症状有助于鉴别。

三、病例点评

先天性晶状体不全脱位是一种较为罕见的晶状体悬韧带异常的疾病，其手术治疗极具挑战性。以人工晶状体悬吊为代表的传统手术方式易出现囊袋破裂、玻璃体疝、人工晶状体脱位和继发性青光眼等严重并发症。近年来，以重建囊袋悬韧带隔为目标，新型囊袋辅助装置的应用极大程度提高了先天性晶状体不全脱位的手术成功率。本病例将介绍一种二期张力环缝合固定治疗先天性晶状体不全脱位手术技术。该技术仅需使用普通张力环，具有操作简单安全、术后效果稳定和易于技术推广的优点。该技术需注意以下要点：①合格的连续环形撕囊是手术成功的关键。由于儿童晶状体囊膜较韧，为避免对悬韧带造成进一步损伤，可使用27G针头制作截囊针，刺穿前囊后再进行连续环形撕囊。务必确保撕囊口连续、居中，前囊口直径5.0mm；若在一期手术操作过程中因晶状体囊袋破裂或悬韧带损伤出现玻璃体疝，则应改行前部玻璃体切除联合IOL巩膜缝合固定术；②术中需注意维持前房稳定，减少前房浪涌的发生，可尽量选用带有主动液流系统的超声乳化设备；③术中注意悬韧带的保护。使用Ⅰ/A抽吸皮质需要使用较低负压缓慢进行，避免在周边皮质与囊袋分离的过程中进一步损伤悬韧带，有条件的情况下可使用囊袋拉钩稳定囊袋；④IOL的类型建议选择襻上带孔或末端膨大的单焦点IOL优先，以便在术中出现囊袋撕裂等情形下改为IOL悬吊术；⑤在进行前入路前段玻璃体切除时，后囊切开直径在3.0～4.0mm，以避免出现视轴区混浊。此外，不建议一期行后囊膜切除和前段玻璃体切除，以免在CTR的作用下出现囊袋撕裂等不可挽回的不良后果；⑥在二期手术过程中，术者需处理干净疝入前房的玻璃体，避免出现残留玻璃体牵拉视网膜和IOL倾斜的情况；⑦若使用无菌空气形成前房，则建议行周边虹膜切除术，以避免气体进入后房造成瞳孔阻滞；⑧术后密切进行随访，如遇到悬韧带进行性损伤的情况，可根据IOL不全脱位的范围进行再次CTR缝合固定；⑨CEL患儿悬韧带的异常可导致晶状体出现倾斜、偏中心和曲率增加，可导致患儿出现不同程度的弱视。此外，悬韧带的损伤随年龄增加可进行性加重。因此，CEL患儿术后规范的弱视治疗和密切的随访极为重要。

四、延伸阅读

在课题组前期研究中，该术式在治疗CEL方面取得良好的效果。郑瑜等报道的一项前瞻性研究中，21例（39眼）的CEL患者接受了晶状体超声乳化吸除联合CTR及IOL植入术、选择性二期CTR巩膜缝合固定术。研究者使用Pentacam测量半脱位晶状体及IOL倾斜度和偏中心情况，并记录术中和术后并发症。术后BCVA均较术前有提高，差异有统计学意义（$P=0.000$）。二期CTR缝合前IOL倾斜（4.33 ± 2.96）°、偏中心（2.56 ± 0.90）mm，CTR缝合后IOL倾斜（4.11 ± 2.05）°、偏中心（1.19 ± 0.71）mm。CTR缝合前后IOL的倾斜程度比较差异无统计学意义，而偏位程度比较差异有统计学意义。在并发症方面，1眼因囊袋破裂张力环脱出而改行一期IOL悬吊术，2眼术后发生一过性高眼压。在薛文娟等报道的一项前瞻性研究中，27例（45只眼）CEL患者随机分为两组，24只眼接受了CTR固定术，21只眼接受了传统IOL巩膜缝合固定术。术后3个月，CTR固定组最佳矫正视力和散光度数均优于IOL固定组；CTR固定组术后IOL倾斜为5.48°，IOL固定组IOL倾斜为7.37°，组间比较差异有统计学意义；CTR固定组术后IOL偏心为1.09mm，IOL固定组IOL偏心为0.88mm，组间比较差异无统计学意义。

近年来，多位学者也针对特殊囊袋辅助装置难以在国内普及的问题进行了扎实的临床工作。金海鹰教授等设计了自制可植入式囊袋拉钩治疗IOL-囊袋复合体脱位。该技术可使用5-0聚丙烯线通过热塑性原理制成"U"形永久性囊袋拉钩，具有材料易获取、操作简便和组织损伤小的优点，并在治疗IOL-囊袋复合体脱位治疗中取得良好效果。期待后续使用该术式治疗CEL手术效果的报道。

本病例介绍的二期张力环缝合固定治疗CEL的手术技术，通过形成IOL-CTR-囊袋复合体的方式，利用聚丙烯缝线模拟悬韧带的作用，最大限度重建了囊袋—悬韧带隔。该技术具有操作可控、安全性高、效果稳定和对特殊设备要求低的特点，适合在CEL的临床治疗中推广应用。

（病例提供者：刘兆川　余旸帆　宋旭东　首都医科大学附属北京同仁医院）

（点评专家：宋旭东　首都医科大学附属北京同仁医院）

参考文献

[1]蒋永祥，卢奕.晶状体不全脱位的手术治疗进展[J].中国眼耳鼻喉科杂志，2017，17（2）：4.

[2]刘兆川，宋旭东.二期张力环缝合固定治疗先天性晶状体不全脱位手术技术[J].眼科学报，2023，38（02）：101-107.

[3]Chee SP，Ti SE，Chan NS.Management of the subluxated crystalline lens：A review[J].Clin Exp Ophthalmol，2021，49（9）：1091-1101.

[4]郑瑜，宋旭东，顾铮.囊袋内张力环植入治疗先天性晶状体半脱位[J].眼科，2007，16（2）：87-91.

[5]薛文娟，宋旭东，闫岩，等.先天性晶状体半脱位手术治疗临床研究[J].中国实用眼科杂志，

2010，4（6）：615-618.

[6]Jin H，Ou Z，Zhang Q，et al.Intrascleral Fixation of Implantable Polypropylene Capsular Hook（s）：
A New Sutureless Technique to Reposition Dislocated Intraocular Lens-Capsular Bag Complex[J].
Retina，2019，39（Suppl 1）：S44-S49.doi：10.1097/IAE.0000000000001915.PMID：29135890.

先天性晶状体不全脱位2

一、病历摘要

（一）基本信息

患儿男性，11岁，主因"双眼视力下降伴视物重影3个月"就诊。

现病史：患儿3个月前出现视力下降，伴视物重影，就诊于当地医院，诊断为"双眼晶状体半脱位"，建议上级医院就诊，遂来我院就诊。患者为求进一步诊治，就诊于我院眼科。

既往史、个人史、家族史：均无特殊。

（二）专科检查

视力：右眼0.1，左眼0.3；矫正视力：右眼0.3（-9.0DS/+4.5DC×45°），左眼0.4（+3.0DS/+1.75DC×95°）。眼压：右眼14.0mmHg，左眼17.0mmHg。双眼结膜无充血，角膜基质透明，KP（-），前房中深，Tyn（-），瞳孔圆，直径3mm，对光反应灵敏，双眼晶状体向鼻侧不全脱位。眼底：双眼视盘边界清，色淡红，右眼C/D=0.4，左眼C/D=0.3，双眼眼底未见明显异常（病例18图1）。

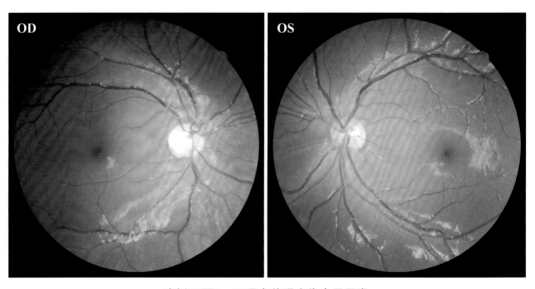

病例18图1　双眼术前眼底像未见异常

（三）辅助检查

1. 眼部超声检查　双眼玻璃体腔可见少量弱点状、条带状回声，不与后极部球壁回声相连，动度（＋），后运动（＋）。双眼CDFI未见异常血流信号，超声弹性检查（－）。眼轴长度右眼24.74mm，左眼22.50mm（病例18图2）。

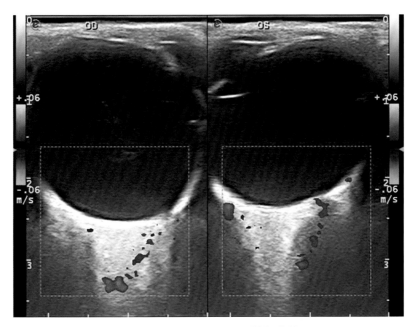

病例18图2　眼部彩色多普勒超声检查

2. 角膜内皮计数　右眼：角膜厚度0.609mm，角膜内皮细胞密度3438.8个/mm^2；左眼：角膜厚度0.581mm，角膜内皮细胞密度3141.5个/mm^2。

（四）诊断

1. 双眼先天性晶状体不全脱位

2. 双眼屈光不正

3. 双眼弱视

（五）诊疗经过

完善术前检查，术前与患者做好病情交代，以及术中、术后并发症和预后的分析和沟通，患者理解并要求手术治疗。该患儿于2022年2月先后行双眼晶状体吸除＋人工晶状体植入＋囊袋张力环植入术。2023年6月先后行双眼二期经巩膜张力环固定＋前节玻璃体切除术。二期术后1个月患者进行双眼弱视训练以继续恢复视功能。

2023年2月患儿术后8个月复查，患儿矫正视力：右眼0.9（－1.0DS/＋1.25DC×75°），左眼0.8（－0.5DC×15°）。眼压：右眼16.4mmHg，左眼15mmHg。病例18图3可见双眼角膜透明，前房深，Tyn（－），瞳孔圆，d＝3mm，IOL居中位正。病例18图

4双眼前节OCT结果显示右眼IOL倾斜1.4°，偏中心0.4mm；左眼IOL倾斜4.0°，偏中心0.17mm。

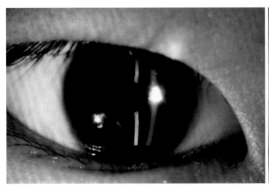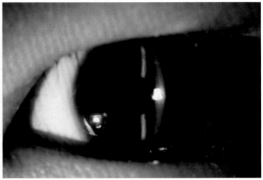

病例18图3　双眼二期囊袋张力环巩膜缝合固定术后裂隙灯照相：人工晶状体居中

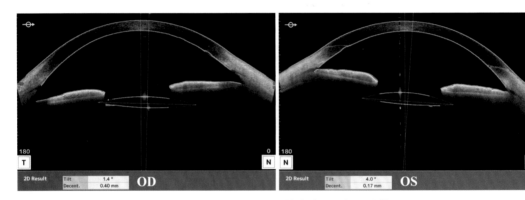

病例18图4　双眼二期CTR缝合术后8个月前节OCT

二、疾病介绍

正常情况下，晶状体由晶状体悬韧带悬挂于睫状体上。晶状体前后轴与视轴几乎一致，是眼睛重要的屈光间质。马方综合征（Marfan syndrome）、马切山尼综合征（Marchesani syndrome）和同型胱氨酸尿症（homocystinuria）等患者因为先天性悬韧带发育不全或松弛无力，可出现先天性晶状体脱位。晶状体不全脱位患者瞳孔区可见部分晶状体，散大瞳孔后可见部分晶状体赤道部。先天性晶状体不全脱位患者的症状与晶状体移位程度有关。如果晶状体的前后轴仍在视轴上，患者可因悬韧带松弛、晶状体凸度增加而出现晶状体性近视。如果晶状体中心偏离视轴，晶状体不全脱位患者还可出现单眼复视，一个像通过晶状体区形成，另一个像较小，是通过无晶状体区形成的。

除非晶状体脱位明显，家长在灯光下发现瞳孔区异常反光外，晶状体不全脱位一般较难被发现。多数患儿由于屈光不正或视物模糊等行眼科检查时被确诊，也有部分患儿因伴有其他全身发育异常如主动脉畸形、肢体发育异常等而就诊。眼科检查可发现患者屈光不正，多数表现为高度近视。晶状体偏位，还可伴有虹膜震颤，前房深度不一。根据病史、症状和裂隙灯检查结果，可以做出较明确的诊断。

目前手术治疗是晶状体不全脱位的主要治疗方式，但是因为缺少悬韧带的完整支持和固定，晶状体的稳定性降低，手术风险高。超声乳化手术中可出现囊袋塌陷、破裂或悬韧带断裂范围扩大，导致晶状体碎块脱落或玻璃体膨出。既往的手术方式多为晶状体囊内摘出后巩膜缝线固定后房型人工晶状体或植入前房型人工晶状体，但这些手术操作复杂，发生严重并发症风险较高如人工晶状体倾斜、偏位、慢性囊样黄斑水肿、继发性青光眼及角膜内皮失代偿等。随着显微手术技术和辅助器械的发展，晶状体脱位手术治疗效果亦逐步改善，囊袋张力环（capsular tension ring，CTR）在其中发挥了重要作用。CTR植入囊袋后产生向外周的张力，能对抗剩余晶状体悬韧带的牵引力，以稳定囊袋，降低上述并发症的同时还可防止人工晶体（intraocular len，IOL）偏位，减少后发性白内障的发生。我们团队通过一系列的病例研究发现，与其他术式相比，超声乳化晶状体吸除联合囊袋内CTR和IOL植入和选择性二期CTR巩膜缝合固定术是治疗先天性晶状体半脱位的更好选择。该手术方式操作步骤简单、手术时间短，术后炎症反应轻。我们还设计了一种二期CTR缝合固定技术，仅需使用普通张力环，具有操作简洁安全、易于推广和手术效果良好及长期稳定等优点。

三、病例点评

先天性晶状体不全脱位患者如果脱位程度较轻、晶状体尚透明、未引起严重并发症，可采取保守治疗，密切随访。患者可以根据选择使用角膜接触镜等矫正屈光不正，以提高视力。如果矫正视力不理想、视力呈下降趋势、屈光不正进行性加重或者出现继发性青光眼、葡萄膜炎等严重并发症，需尽早进行手术治疗。先天性晶状体不全脱位手术治疗难度高，面临手术操作复杂、并发症多、手术效果亟待改善等问题。因为先天性晶状体不全脱位患者人群多为儿童，治疗效果对其未来生活质量有直接影响。近年来，我们开始使用CTR植入治疗先天性晶状体不全脱位。根据我们的经验，不同晶状体脱位程度需选择合适的手术方式：①瞳孔正常大小时见不到晶状体边缘，散瞳后方能发现晶状体半脱位者，可先行晶状体超声乳化摘除＋CTR植入＋IOL植入术。若IOL-CTR-囊袋复合体偏中心<1.5mm，则可一期手术后长期随访；②瞳孔正常大小时即可见到脱位的晶状体边缘，对晶状体边缘未超过瞳孔中线者，可先行晶状体超声乳化摘除＋CTR植入＋IOL植入术。若IOL-CTR-囊袋复合体偏中心≥1.5mm，可于2～3个月囊袋纤维化后再行二期CTR巩膜缝合固定术。

该病例患儿11岁，因双眼视力下降而就诊，右眼晶状体不全脱位导致高度近视，确诊双眼晶状体不全脱位。患儿眼压正常，双眼矫正视力不理想，晶状体赤道部未超过瞳孔中线，我们一期行白内障超声乳化联合IOL及CTR植入术治疗。术后患儿视力提高，右眼矫正视力0.9，左眼矫正视力0.7。因为患儿右眼术后IOL–CTR–囊袋复合体偏中心＞1.5mm，嘱术后定期随访。术后半年，患儿视物重影加重，双眼人工晶状体偏位伴囊袋机化，遂依次行双眼二期CTR巩膜缝合固定术。术后IOL–CTR–囊袋复合体居中，患儿视觉质量提高。

综上所述，先天性晶状体不全脱位的患病群体儿童居多，及时进行合适、有效的手术方式可以提高视力、控制并发症，有助于患儿健康成长。

四、延伸阅读

先天性晶状体脱位的经典术式为"晶状体切除或摘除伴经巩膜后房型人工晶状体缝线固定术"，但手术并发症较多且远期效果不佳。因为晶状体屏障被破坏、仅通过两点固定IOL且手术操作复杂、时间长，术后炎症反应重，容易出现IOL倾斜、视网膜脱离等并发症。虹膜夹型或缝线固定人工晶体也曾用于治疗晶状体脱位，但因为角膜内皮失代偿、虹膜囊肿、虹膜脱色素、继发青光眼等并发症限制其广泛使用，仍需要进一步改善。

随着现代手术技术和器械发展，手术并发症逐渐减少。临床医师也意识到最大限度保留和重塑囊袋悬韧带隔，对减少玻璃体视网膜相关并发症至关重要。多种囊袋辅助装置如囊袋拉钩、CTR、囊袋张力带、囊袋锚等开始应用，以起到促进囊袋稳定、相对居中的作用。超声乳化晶状体吸除联合张力环或张力段植入术保留并矫正脱位的囊袋，可降低术中及术后眼后节并发症。但是该手术方式仍存在新型囊袋辅助装置操作复杂、术后囊袋混浊、IOL偏位等问题。不同术式的时机、适应证和并发症不尽相同，临床医师应掌握好各种手术的操作要点，为不同患者设计个性化治疗方案。除此之外，眼科医师还需要认真思考并不断探索手术技巧和辅助器械，完善现有治疗方式，进一步提高手术效果，改善患儿的视力预后。

（病例提供者：方　蕊　宋旭东　首都医科大学附属北京同仁医院）

（点评专家：宋旭东　首都医科大学附属北京同仁医院）

参考文献

[1]郑瑜，宋旭东，顾铮.囊袋内张力环植入治疗先天性晶状体半脱位[J].眼科，2007，16（2）：87-91.DOI：10.3969/j.issn.1004-4469.2007.02.006.

[2]薛文娟，宋旭东，闫岩，等.先天性晶状体半脱位手术治疗临床研究[J].中国实用眼科杂志，2010，28（6）：615-618.DOI：10.3760/cma.j.issn.1006-4443.2010.06.019.

[3]刘兆川，宋旭东.二期张力环缝合固定治疗先天性晶状体不全脱位手术技术[J].眼科学报，2023，38（2）：101-107.DOI：10.12419/j.issn.1000-4432.2023.02.04.

[4]De Silva SR，Arun K，Anandan M，et al.Iris-claw intraocular lenses to correct aphakia in the absence of capsule support[J].J Cataract Refract Surg，2011，37（9）：1667-1672.doi：10.1016/j.jcrs.2011.03.051.PMID：21855764.

[5]Kim EJ，Berg JP，Weikert MP，et al.Scleral-fixated capsular tension rings and segments for ectopia lentis in children[J].Am J Ophthalmol，2014，158（5）：899-904.doi：10.1016/j.ajo.2014.08.002.Epub 2014 Aug 12.PMID：25127699.

先天性晶状体不全脱位3

一、病历摘要

（一）基本信息

患儿男性，5岁，因"发现双眼视物模糊1个月余双眼视物不清"收入院。

现病史：1个月前，体检时发现患儿双眼视物模糊，于外院就诊，诊断为"双眼晶状体半脱位"，未治疗。后于我院就诊（2020年10月22日），诊断为"双眼晶状体半脱位"。

既往史：既往体健。

家族史：否认家族遗传病史。

（二）专科检查

矫正视力：右眼0.3，左眼0.3。眼压：右眼14.3mmHg，左眼15.3mmHg。双眼结膜无充血，角膜基质透明，KP（－），前房中深，Tyn（－），虹膜震颤，瞳孔圆，对光反射灵敏，双眼晶状体均向鼻上方偏位，颞侧及下方悬韧带稀疏、拉长（病例19图1、病例19图2）。

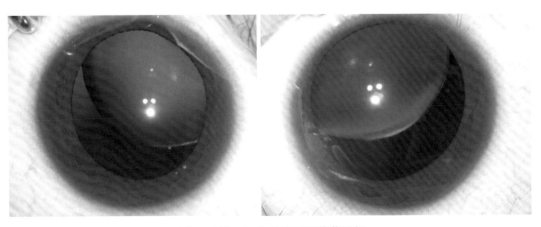

病例19图1　患儿术前双眼前节照相

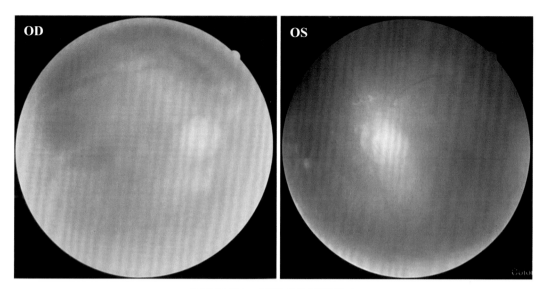

病例19图2　双眼术前眼底检查

双眼屈光间质混浊，隐约视及视网膜未见明显异常。

（三）辅助检查

1. 角膜内皮计数　右眼角膜内皮细胞密度3236.9个/mm²，左眼角膜内皮细胞密度3619.6个/mm²。

2. Pentacam角膜地形图　右眼顺规散光。

3. 双眼黄斑区OCT检查　双眼黄斑形态无明显异常。

4. 眼部超声检查　可见双眼球内未见异常回声，CDFI未见异常血流信号，超声弹性检查阴性（病例19图3）。

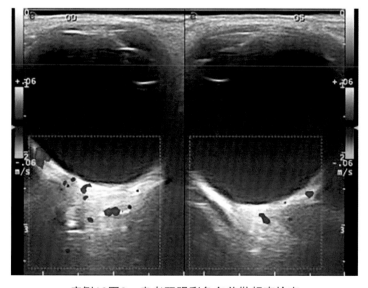

病例19图3　患者双眼彩色多普勒超声检查

（四）诊断

1. 双眼先天性晶状体脱位

2. 双眼屈光不正

3. 双眼弱视

（五）诊疗经过

首次就诊时矫正视力：右眼0.3（-3.50DS/-5.00DC×60°），左眼0.3（-11.00DS/-3.00DC×160°）。于2021年9月22日及27日先后行左眼及右眼超声乳化晶状体摘除术＋人工晶状体植入术＋囊袋张力环植入术。待左眼囊膜纤维化包裹CTR及IOL，于2022年6月27日行二期左眼CTR固定术＋前部玻璃体切除术。术后1个月复查，矫正视力右眼0.5（+2.00DC×100°），左眼0.4（+1.50DS）。双眼术后前节照相可见患者双眼前房中等深度，虹膜2点位可见虹膜周切孔，小瞳状态下未见混浊机化囊膜，IOL位正（病例19图4）。

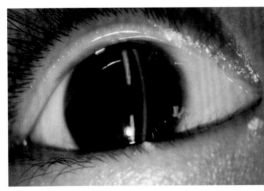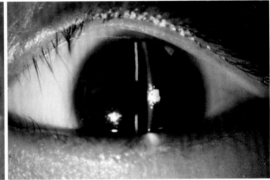

病例19图4　双眼先天性晶状体不全脱位（CEL）患儿术后前节照相

二、疾病介绍

先天性晶状体不全脱位（congenital ectopia lentis，CEL）是由于悬韧带缺损或发育不良引起的晶状体偏离固有解剖位置造成视力下降的一类疾病。由于此类患儿常并发弱视，因此手术时机及方案的选择极其重要。先天性晶状体脱位大体上可以分为伴有系统性疾病的晶状体半脱位以及不伴有系统性疾病的晶状体半脱位。前者多发生于马方综合征、马切山尼综合征、同型半胱氨酸尿症、高赖氨酸血症等疾病；后者可见于家族性晶状体半脱位、晶状体及瞳孔异位及无虹膜综合征。因此，对于晶状体半脱位的患儿首诊时，需要详细询问其家族史并完善全身系统检查，以排除系统性疾病。对于此类遗传相关疾病，建议进行基因筛查。

除全身检查外，眼科检查也必不可少，常规术前检查包括验光、眼压、角膜内皮计

白内障合并先天性无虹膜

一、病历摘要

（一）基本信息

患者女性，52岁，主因"双眼视力进行性下降1年"至我院白内障门诊就诊。

患者自幼视力欠佳，有弱视、眼球震颤病史，否认家族史、外伤史、手术史。

（二）专科检查

视力：右眼HM/20cm，左眼0.03。眼压：右眼11.0mmHg，左眼14.0mmHg。右眼球震颤，近角膜缘多处散在大小不一、深浅不等的角膜云翳或斑翳，KP（－），ACD＝2.5CT，Tyn（－），Cell（－），虹膜完全缺如，晶状体混浊（全白），眼底窥不入。左眼球震颤，角膜中央及近角膜缘多处散在大小不一、深浅不等的角膜云翳或斑翳，周边部角膜新生血管，KP（－），ACD＝2.5CT，Tyn（－），Cell（－），虹膜完全缺如，晶状体混浊，眼底窥不入。

（三）辅助检查

1. 眼前后节照相　双眼角膜斑翳，虹膜缺如，晶状体混浊，眼底窥不入（病例20图1）。

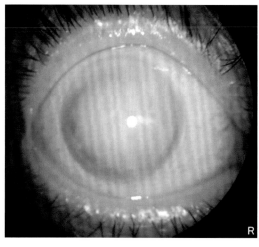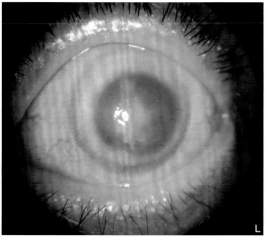

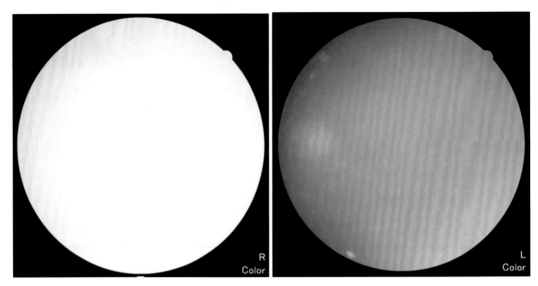

病例20图1 双眼前后节照相

2. 眼部超声检查 双眼玻璃体混浊，右眼眼轴20.72mm，左眼眼轴20.83mm（病例20图2）。

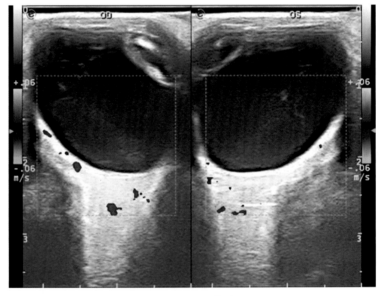

病例20图2 眼部超声检查

3. 术前角膜HRT 右眼基质层内可见中、后部基质层组织反光强，左眼前部基质层可见瘢痕影像，双眼内皮层可见密集的点状高反光影像，左眼显著。中央角膜内皮细胞密度：右眼（3406±80）个/mm²，左眼（3336±109）个/mm²（病例20图3）。

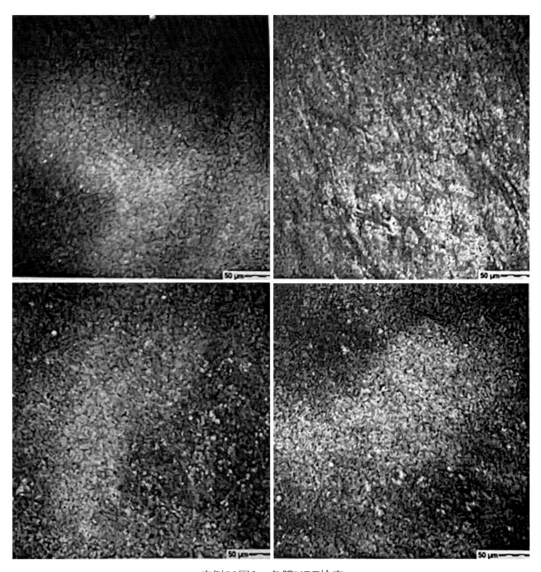

病例20图3　角膜HRT检查

上：右眼，下：左眼。

（四）诊断

1. 双眼年龄相关性白内障（含并发因素）

2. 双眼先天性无虹膜

3. 双眼角膜斑翳

4. 双眼眼球震颤

5. 双眼弱视

（五）诊疗经过

患者于2021年8—9月于我院先后行双眼白内障超声乳化联合人工晶状体植入手术，

手术过程：10点、2点分别做主、侧切口，粘弹剂稳定前房，行连续环形撕囊，超声乳化吸出混浊晶状体，注吸针头吸除残余皮质，将折叠型单焦点人工晶状体植入囊袋中，吸除多余粘弹剂，水密切口，术毕，眼压Tn。

术后1个月查体：视力：右眼0.16，左眼0.1，验光结果显示双眼平光。眼压：右眼11.4mmHg，左眼13.6mmHg。双眼角膜散在云翳或斑翳，KP（－），ACD＝4.0CT，虹膜缺如，Tyn（－），Cell（－），人工晶状体在位，眼底视网膜平伏，黄斑中心凹反光消失（病例20图4）。

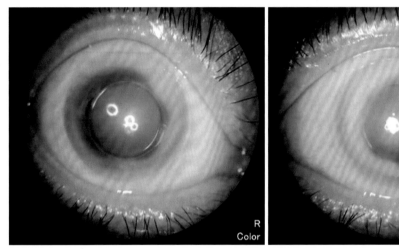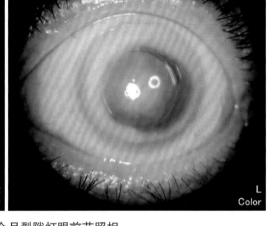

病例20图4　术后1个月裂隙灯眼前节照相

二、疾病介绍

先天性无虹膜为一种少见的先天性葡萄膜异常，发病可能与早期胚胎发育过程胚裂闭合不全有关，常双眼受累。发病率为1/40 000～1/100 000，约2/3患者具有明显遗传倾向，以常染色体显性遗传多见，与PAX6基因突变导致的眼部发育异常相关。PAX6基因位于11q13～14，包含14个外显子和13个内含子，其编码蛋白PAX6作为一种转录因子，在动物眼及中枢神经系统发育过程中均有表达，对眼球发育，尤其是眼前节结构发育起重要作用。因而，先天性无虹膜临床表现上常合并眼部其他异常。

先天性无虹膜临床上因瞳孔极度开大，常有畏光症状，眼裂变小，并由于各种眼部异常而引起视力减退、中心凹缺如、视细胞受光损伤、视力低下。瞳孔极大占据全角膜范围，在角膜缘内可见到晶状体赤道部边缘，有时可见到悬韧带及其后房的睫状突。先天性无虹膜可伴发的其他眼部异常有：①角膜改变：早期为角膜周边新生血管与上皮缺损，中青年时期发展至中央，并在实质层形成瘢痕，部分患者为先天性小角膜；②白内障：先天性无虹膜患者50%～80%伴有不同程度晶状体混浊，并有进展趋势；③晶状体位置异常：晶状体悬韧带变性和发育不良、节段性缺失，白内障发展至过熟期、晶状体的变性累及悬韧带可导致晶状体的脱位或半脱位；④青光眼：先天性无虹膜伴青光眼发病率亦较高，约50%，因前房角发育异常造成；⑤斜视：比较多见，患者常有屈光不正，多为远视；⑥眼底改变：可见中心凹发育不全、光反射消失；⑦眼球震颤：继发于黄斑发育不良。此外，还可合并有先天性小眼球、瞳孔残膜、睫状突发育不全、视网膜变性等。

对于先天性无虹膜合并白内障的治疗，晶状体混浊较轻、对视力影响小时可随诊观察，可佩戴有色角膜接触镜或墨镜以减轻畏光症状。但该类白内障晶状体混浊通常进展趋势明显，对患者残余的有用视力影响大，往往需要手术治疗。目前认为白内障摘除的手术指征：①视力低于0.25，晶状体混浊区直径大于3mm；②致密的核性白内障；③混浊程度已影响医生进行眼底检查或验光；④已出现斜视、眼球震颤等并发症等。由于眼部结构先天异常，该类白内障手术难度高，风险大。研究显示，先天性无虹膜合并白内障患者晶状体上皮细胞退行性变和增殖异常导致前囊膜变薄变脆，给术中撕囊操作、后续操作中囊袋保护及人工晶状体植入后的稳定性均带来了挑战。对于这类患者，可减小撕囊口直径，植入光学面较大的人工晶状体，以保持囊袋稳定性，减少囊袋的相关并发症产生。对于伴有晶状体脱位者，根据脱位的程度不同，可选择不同的手术方式：悬韧带松弛或晶状体轻度脱位者为预防术后晶状体脱位可术中植入囊袋张力环；晶状体脱位严重者可采取晶状体囊内摘除加人工晶状体悬吊手术。

由于先天性无虹膜伴白内障可合并有其他眼部异常，如青光眼、角膜病变、视网膜病变等，且呈进展趋势；此外，术后炎性反应常见，较常规白内障严重，易促进青光眼和角膜病变的进展，因此，对于这类患者手术后应密切随诊观察，及时处理相应病变，以尽可能保留患者的有用视力。

三、病例点评

本病例为一例先天性无虹膜伴白内障的患者。该患者自幼视力差，提示眼球发育存在异常，手术风险高，难度大。对于这类患者，手术时可采取一些技巧减少术中术后并发症的发生。首先，充分利用粘弹剂，使用大量粘弹剂均匀注满前房，既可保护角膜内皮，又可减低前囊膜表面张力，从而减少撕囊时前囊膜向周边撕裂的可能性。其次，对于白核白内障、红光反射差的患者，可使用吲哚菁绿或台盼蓝进行囊膜染色，增加撕囊成功率。对于晶体悬韧带松弛或部分断裂者，可考虑植入囊袋张力环以增加囊袋稳定性，根据晶状体囊袋及悬韧带的质与量决定IOL植入位置。最后，由于此类患者眼部并发症多，术后并发症发生率高，应做好密切随访。

四、延伸阅读

先天性无虹膜眼的人工晶体选择有以下几种：①常规折叠型人工晶体：该晶体的优点是切口小、损伤少，IOL容易植入到囊袋内，IOL的稳定性较好，且术后炎症反应、青光眼和角膜内皮失代偿的发生率均较低，安全性较高；缺点是未矫正患者的无虹膜状态，术后可能存在眩光症状，降低视觉质量；②带虹膜隔人工晶状体：该晶体可以明显改善患者的眩光症状，术后视觉质量提高；然而该晶体由聚甲基丙烯酸甲酯（PMMA）制成，材料脆性大、硬度高，且该晶体直径大，手术切口大，手术并发症发生率高，如术中组织损伤、术后难以消退的葡萄膜炎、继发性青光眼、角膜内皮失代偿等；③人工虹膜隔联合折叠型人工晶体：该术式在有效减轻术后畏光症状的同时，保持了小切口和囊袋内植入IOL的优点，术中、术后并发症较少；然而该术式需同时植入多个植入物，囊袋内空间拥挤，植入有一定难度，对手术技巧要求较高，且术后如发生囊膜皱缩，可能导致解体移位，不适用于晶状体明显偏位和囊袋破损者。

（病例提供者：万　雨　宋旭东　首都医科大学附属北京同仁医院）

（点评专家：宋旭东　首都医科大学附属北京同仁医院）

参考文献

[1]Landsend ECS，Lagali N，Utheim TP.Congenital aniridia-A comprehensive review of clinical features and therapeutic approaches[J].Surv Ophthalmol，2021，66（6）：1031-1050.

[2]Tibrewal S，Ratna R，Gour A，et al.Clinical and molecular aspects of congenital aniridia-A review of current concepts[J].Indian J Ophthalmol，2022，70（7）：2280-2292.

[3]Jacobson A，Mian SI，Bohnsack BL.Clinical outcomes and visual prognostic factors in congenital aniridia[J].BMC Ophthalmol，2022，22（1）：235.

[4]Singh B，Mohamed A，Chaurasia S，et al.Clinical manifestations of congenital aniridia[J].J Pediatr Ophthalmol Strabismus，2014，51（1）：59-62.

[5]Wang JD，Zhang JS，Xiong Y，et al.Congenital aniridia with cataract：case series[J].BMC Ophthalmol，2017，17（1）：115.

[6]Schneider S，Osher RH，Burk SE，et al.Thinning of the anterior capsule associated with congenital aniridia[J].J Cataract Refract Surg，2003，29（3）：523-525.

[7]吴晓航，曹乾忠，胡艺馨，等.先天性无虹膜合并白内障患者的临床特征及手术疗效观察[J].中华眼科杂志，2017，53（11）：821-827.

[8]侯志强，郝燕生，王薇，等.家族性先天性无虹膜合并白内障患者晶状体前囊膜异常的临床病理

学研究[J].北京大学学报（医学版），2005，37（5）：494-497.

[9]郑天玉，卢奕.先天性无虹膜合并白内障的手术治疗进展[J].国际眼科纵览，2011，35（1）：6-9.

病例21

先天性白内障合并无虹膜

一、病历摘要

（一）基本信息

患者女性，27岁，主因"双眼视力下降伴畏光数年"于2022年4月到我院就诊。

患者自幼双眼视力欠佳，当地医院曾诊断为"双眼先天性白内障、双眼先天性无虹膜、双眼弱视"，未行任何治疗。否认外伤史、手术史，否认家族遗传病史。

（二）专科检查

裸眼视力：右眼0.3，左眼0.3，双眼矫正视力不提高。眼压：右眼15mmHg，左眼16mmHg。双眼外眼未见明显异常，结膜无充血水肿，角膜基质透明，KP（－），前房深，Tyn（－），虹膜缺如，晶状体混浊，核Ⅲ级。双眼眼底：双眼视盘边清色正，C/D＝0.3，未见视网膜神经纤维层缺损（RNFLD），视网膜血管走行大致正常，A/V＝2∶3，后极部散在玻璃膜疣，视网膜色素不均匀。

（三）辅助检查

眼部超声检查：双眼玻璃体混浊，左眼玻璃体后脱离，双眼晶状体密度增加（病例21图1）。

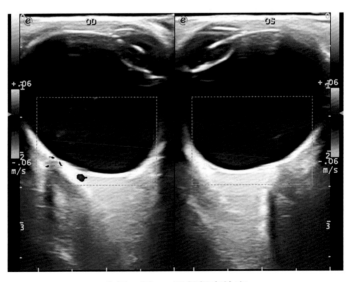

病例21图1　眼部超声检查

（四）诊断

1. 双眼先天性白内障

2. 双眼先天性无虹膜

3. 双眼弱视

（五）诊疗经过

患者于2022年6月于我院先后行双眼白内障超声乳化联合人工晶状体植入手术，手术过程：10点、2点分别做主、侧切口，粘弹剂稳定前房，行连续环形撕囊，超声乳化吸出混浊晶状体，注吸针头吸除残余皮质，将折叠型人工晶状体植入囊袋中，吸出多余粘弹剂，水密切口，术毕，眼压Tn（病例21图2）。

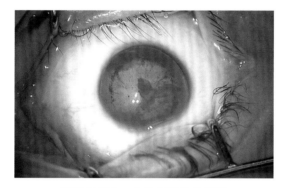

病例21图2　术前右眼前节情况

术后查体：裸眼视力：右眼0.2，左眼0.3；矫正视力：右眼0.5（2.00DS/-1.25DC×130），左眼0.6（1.75DS/-2.50DC×180°）。眼压：右眼16mmHg，左眼20mmHg。双眼外眼未见明显异常，结膜无充血水肿，角膜清，前房深，无虹膜，人工晶状体在位。

术后7个月辅助检查：

1. 裂隙灯眼前节照相　示双眼人工晶状体在位，位正（病例21图3）。

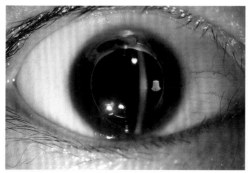
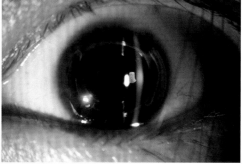

病例21图3　术后7个月患者裂隙灯眼前节照相

2．眼前节及眼底立体相　示双眼人工晶体在位，位正，双眼底视盘边清色正，C/D约0.4，后极部视网膜在位（病例21图4、病例21图5）。

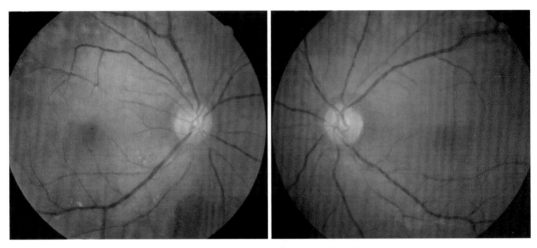

病例21图4　术后7个月患者眼底立体相

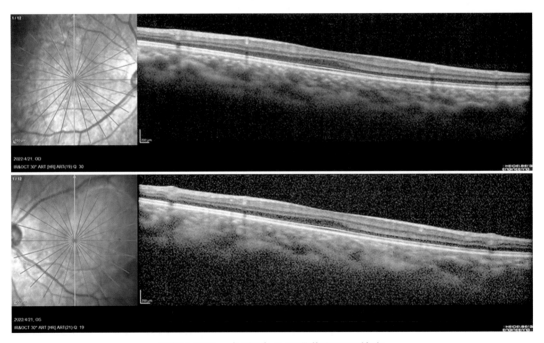

病例21图5　术后7个月双眼黄斑OCT检查

3．前节OCT检查　双眼角膜切口愈合良好，虹膜缺如，人工晶状体居中位正（病例21图6）。

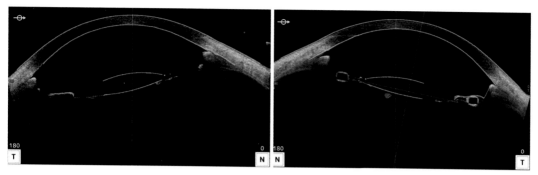

病例21图6　术后7个月患者前节OCT检查

二、疾病介绍

先天性无虹膜（congenital aniridia）是一种罕见的眼部疾病，其主要特征是虹膜和黄斑中心凹不同程度的发育不全，可合并角膜病、青光眼、先天性白内障等并发症。儿童时期出现上述并发症可能导致较严重的视力障碍。

先天性无虹膜的遗传方式为常染色体显性模式，外显率高。先天性无虹膜的病例中约三分之二为遗传病例，三分之一为散发病例。约90%的病例中，患者11号染色体短臂上的PAX6（paired box gene 6）发生突变（11p13）。PAX6属于Pax基因，其在生物进化过程中高度保守，其在多种器官组织尤其是眼的发育中至关重要。除了PAX6突变外，其他基因如FOXC1、PITX2、TRIM44的突变也可能导致不同的虹膜发育异常。其中FOXC1和PITX2基因突变可能导致Axenfeld-Rieger综合征等疾病。

先天性无虹膜可有畏光及多种眼部不适，伴有视力低下，大部分患者因角膜、晶状体或青光眼等相关并发症进行性发展而失明。其查体可见虹膜完全缺失，直接可见晶状体赤道部边缘，悬韧带及睫状突，还可能合并上睑下垂、眼球震颤、斜视等其他眼部症状。研究表明，在先天性无虹膜的患者中，白内障的发病率达90%，晶状体可表现为核性混浊、皮质性混浊、后囊下性混浊等。由于患者悬韧带松弛，导致晶状体半脱位也较为常见。

对于先天性无虹膜合并白内障的患者，晶状体混浊程度较轻的可随诊观察，其白内障摘除手术指征为：视力<0.25；晶状体混浊区域直径>3m；致密的核性白内障；晶状体混浊影响眼底检查或验光；出现斜视、眼球震颤等并发症。先天性无虹膜合并白内障患者由于其晶状体上皮细胞退行性病变以及增殖异常，导致前囊变脆、变薄，增加了环形撕囊的难度。先天性无虹膜合并白内障的患者其房角发育异常，术后易出现继发性青光眼、葡萄膜炎、角膜内皮失代偿等术后并发症。因此，严格掌握先天性无虹膜合并白内障患者的手术时机至关重要。

对于先天性无虹膜合并白内障的患者，行白内障手术的难度主要在于：这些患者由于眼部发育异常，更易合并囊膜组织的病变，使得囊袋薄变、脆变，使得连续环形撕囊难度增加，为减轻术中、术后的囊袋并发症，可酌情减小撕囊直径。由于先天性无虹膜患者易出现术后畏光等症状，有报道采用人工虹膜或虹膜型人工晶状体，但有研究表明虹膜型人工晶体可能造成术后青光眼、角膜内皮失代偿等术后远期并发症。因此，在条件允许的情况下，仍首选植入囊袋内折叠型人工晶状体。

三、病例点评

本病例患者双眼先天性白内障，双眼先天性无虹膜，双眼弱视，术前双眼裸眼视力均为0.3，矫正不提高，术后患者无特殊不适，双眼矫正视力右眼0.6，左眼0.7，双眼视力均有显著提高，患者对术后效果满意。先天性无虹膜合并白内障患者手术中由于囊袋脆薄，悬韧带薄弱，连续环形撕囊难度大，操作时应注意尽量避免扰动悬韧带，造成悬韧带损伤。

四、延伸阅读

先天性无虹膜合并白内障患者手术方式包括：白内障囊外摘除，白内障超声乳化联合人工晶状体植入或联合囊袋张力环植入或联合人工虹膜植入，其中植入的人工晶状体分为折叠型晶状体、虹膜型人工晶状体等，虽然虹膜型人工晶状体、人工虹膜可以在一定程度上改善患者术后畏光的症状，但其术后角膜内皮失代偿、继发性青光眼发生概率较大，因此应更为慎重选用此类术式。大部分患者术后视力能得到一定的提升，视觉质量能得到一定程度的改善，因此掌握先天性无虹膜合并白内障患者的手术指征、选择合适的术式、进行及时的治疗尤为重要。

而先天性无虹膜合并白内障的患者，多合并其他眼部症状，如视网膜病变、角膜病变、青光眼等，且术后炎症反应较常规白内障患者更重，因此白内障术后应密切检测患者眼压、前节、眼底情况，注意术后抗炎，密切随诊。

（病例提供者：余旸帆　万　雨　宋旭东　首都医科大学附属北京同仁医院）

（点评专家：宋旭东　首都医科大学附属北京同仁医院）

参考文献

[1]Landsend ECS, Lagali N, Utheim TP.Congenital aniridia-A comprehensive review of clinical features

and therapeutic approaches[J].Surv Ophthalmol，2021，66（6）：1031–1050.

[2]Kremer I，Rajpal RK，Rapuano CJ，et al.Results of penetrating keratoplasty in aniridia[J].Am J Ophthalmol，1993，115（3）：317–320.

[3]Hingorani M，Hanson I，Heyningen VV.Aniridia[J].Eur J Hum Genet，2012，20（10）：1011–1017.

[4]Hingorani M，Williamson KA，Moore AT，et al.Detailed ophthalmologic evaluation of 43 individuals with PAX6 mutations[J].Invest Ophthalmol Vis Sci，2009，50（6）：2581–2590.

[5]Ansari M，Rainger J，Hanson IM，et al.Genetic Analysis of 'PAX6–Negative' Individuals with Aniridia or Gillespie Syndrome[J].PLoS One，2016，11（4）：e0153757.

[6]Perveen R，Lloyd IC，Clayton–Smith J，et al.Phenotypic variability and asymmetry of Rieger syndrome associated with PITX2 mutations[J].Invest Ophthalmol Vis Sci，2000，41（9）：2456–2460.

[7]Zhang X，Qin G，Chen G，et al.Variants in TRIM44 Cause Aniridia by Impairing PAX6 Expression[J]. Hum Mutat，2015，36（12）：1164–1167.

[8]Eden U，Lagali N，Dellby A，et al.Cataract development in Norwegian patients with congenital aniridia[J].Acta Ophthalmol，2014，92（2）：e165–167.

[9]郑天玉，卢奕.先天性无虹膜合并白内障的手术治疗进展[J].国际眼科纵览，2011，35（1）：6–9.

[10]Aslam SA，Sui CW，Ficker LA，et al.Implantation of the black diaphragm intraocular lens in congenital and traumatic aniridia[J].Ophthalmology，2008，115（10）：1705–1712.

[11]吴晓航，曹乾忠，胡艺馨，等.先天性无虹膜合并白内障患者的临床特征及手术疗效观察[J].中华眼科杂志，2017，53（11）：821–827.

[12]王进达，万修华.先天性无虹膜症并发白内障的研究进展[J].国际眼科纵览，2018，42（1）：24–27.

病例22

先天性白内障合并虹膜发育不全

一、病历摘要

（一）基本信息

患者女性，37岁，慢性病程。主因"自幼双眼视力差，近2个月右眼视力进行性下降"于2022年9月至我院门诊就诊。

患者曾在当地医院诊断为"双眼先天性无虹膜、双眼先天性白内障"，未行任何治疗。否认外伤史、手术史，否认家族史。

（二）专科检查

视力：右眼0.05，左眼0.05。眼压：右眼12mmHg，左眼15mmHg。双眼眼球震颤，水平相，无明显快慢相，角膜清，KP（－），前房深，Tyn（－），虹膜发育不全，仅残存周边虹膜，未见虹膜新生血管，瞳孔散大固定，直径约10mm，晶状体混浊明显。眼底：右眼窥不入，左眼隐见视盘边清色正，后极部视网膜在位。

（三）辅助检查

1. 眼前、后节照相　显示患者双眼晶状体混浊明显，右眼眼底窥不入，左眼隐见后极部视网膜在位（病例22图1）。

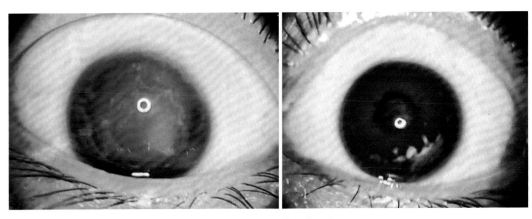

病例22图1　眼前后节照相

2. 眼部超声检查　患者双眼玻璃体混浊，右眼玻璃体后脱离（病例22图2）。

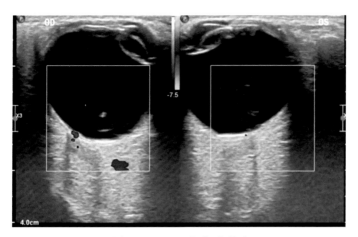

病例22图2　眼部超声检查

3．角膜曲率及人工晶状体度数测量　结果显示白到白距离为右眼9.51mm，左眼9.58mm。眼轴长度为右眼24.13mm，左眼23.12mm（病例22图3）。

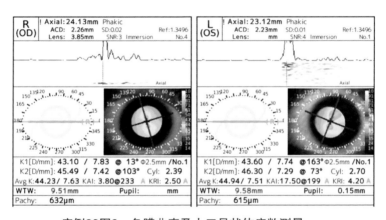

病例22图3　角膜曲率及人工晶状体度数测量

4．角膜内皮镜　细胞密度为右眼4306.7个/mm^2，左眼4288.9个/mm^2（病例22图4）。

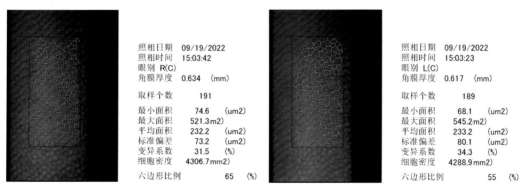

病例22图4　角膜内皮镜检查

5. 后节OCT检查　屈光间质混浊，成像不清。

（四）诊断

1. 双眼并发性白内障

2. 双眼先天性无虹膜

3. 双眼眼球震颤

4. 双眼弱视

（五）诊疗经过

患者于2022年10月在我院局部麻醉下先后行双眼白内障超声乳化吸出联合人工晶状体植入手术，术中所见：10点、2点分别做主、侧切口，粘弹剂稳定前房，行连续环形撕囊，超声乳化吸出混浊晶状体，Ⅰ/A针头吸除残余皮质，将折叠型人工晶状体植入囊袋中，吸出多余粘弹剂，调整人工晶状体位置，使其在囊袋内居中，水密角膜切口，术毕，眼压Tn。

术后查体：视力：右眼0.15，左眼0.1。双眼角膜清，KP（－），前房深，Tyn（－），无虹膜，瞳孔固定三大，直径约10mm，人工晶状体居中位正。

术后检查：①术后1周显然验光：右眼-1.00DS/+3.25DC×105°＝0.15；左眼-3.50DS/+4.50DC×75°＝0.15；②术后1周裂隙灯前节照相结果：双眼人工晶状体在位，位正。术后5个月裂隙灯前节照相结果：双眼人工晶状体在位，位正，可见双眼前囊口稍混浊（病例22图5）。

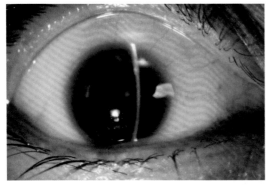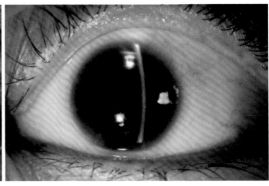

病例22图5　术后5个月双眼裂隙灯前节照相

术后1周双眼眼底像：双眼视网膜在位（病例22图6）。

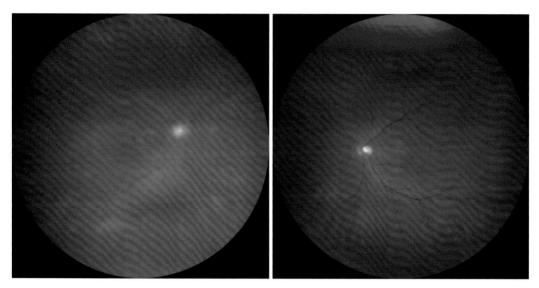

病例22图6　双眼眼底像

术后1周后节OCT检查结果：双眼视网膜前膜，双眼黄斑中心凹消失（病例22图7）。

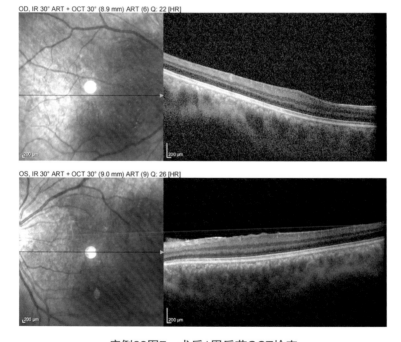

病例22图7　术后1周后节OCT检查

二、疾病介绍

先天性无虹膜是少见的眼部先天畸形，肉眼能在前房周边看到部分虹膜组织残存的称为部分性无虹膜，房角镜检查下才能看到少许虹膜组织的称为无虹膜。无虹膜患者因其瞳孔固定散大，直径接近角膜直径，易出现畏光、睑裂小等症状。

无虹膜可伴发其他眼部异常，如角膜异常、青光眼、白内障、眼球震颤、斜视等。当角膜直径小于10mm时诊断为小角膜，其发病原因可能与遗传、药物、母孕期风疹病毒等感染相关。研究表明小角膜可能与MFRP蛋白合成相关，其主要参与眼的发育，并参与眼轴长度增加，目前已报道一些与小角膜合并白内障相关的基因，如CRYGD、GJA8、MAF、SLC16A12等。

约20%的无虹膜患者合并无虹膜相关角膜病变（aniridia related keratopathy，ARK），主要源于角膜缘干细胞缺乏、泪液分泌减少、眼部炎症反应等。由于重度干眼及角膜缘干细胞功能异常，致使角膜上皮细胞反复受损、修复，导致角膜上皮化病变，随着病情进展，最终将累及整个角膜，导致角膜混浊、溃疡、基质瘢痕等，最终需行角膜移植术。

三、病例点评

该患者为双眼并发性白内障，双眼先天性无虹膜，双眼小角膜。双眼先天性无虹膜合并小角膜发病率低，此类患者极为少见，且患者就诊时，通常白内障较重，只能通过手术方式解决晶状体混浊的问题。

而先天性无虹膜合并小角膜，并发白内障的患者，其手术治疗时由于患者前房浅，手术操作空间小，囊袋悬韧带脆弱，晶体混浊明显，核密度高，致使术中所需超声能量相对更大，更易对角膜内皮造成损伤，术中更应谨慎操作，行标准连续环形撕囊，尽可能使用最小的超声能量高效完成超声乳化，术后加强对患者的眼部情况随访，术后及时抗感染治疗，以减轻眼部术后炎症反应。

四、延伸阅读

小角膜患者由于其角膜体积小、前房浅、晶体混浊明显等不利因素，导致手术难度增加，术后继发性青光眼、角膜水肿、视力不提高、视网膜脱离等并发症发生概率较常规白内障手术高。小角膜由于特殊的眼前段改变，可合并青光眼等，其主要与眼前节异常解剖相关，而摘除晶状体可解除瞳孔阻滞，协助眼压控制。

研究表明对小角膜合并白内障患者进行早期白内障手术，其术后视力及视觉效果相对晚期白内障手术较好，术后并发症相对较少。因此对于小角膜合并白内障的患者，应早期进行白内障手术。

（病例提供者：余旸帆　万　雨　宋旭东　首都医科大学附属北京同仁医院）

（点评专家：宋旭东　首都医科大学附属北京同仁医院）

参考文献

[1]Bayoumi NHL，EL Shakankiri NM.Central Corneal Thickness in Aphakic Children With Microcornea-Microphthalmia[J].J Glaucoma，2016，25（6）：497-500.

[2]Landsend ECS，Lagali N，Utheim TP.Congenital aniridia-A comprehensive review of clinical features and therapeutic approaches[J].Surv Ophthalmol，2021，66（6）：1031-1050.

[3]Viberg A，Vicente A，Samolov B，et al.Corneal transplantation in aniridia-related keratopathy with a two-year follow-up period，an uncommon disease with precarious course[J].Acta Ophthalmol，2023，101（2）：222-228.

[4]Nishina S，Noda E，Azuma N.Outcome of early surgery for bilateral congenital cataracts in eyes with microcornea[J].Am J Ophthalmol，2007，144（2）：276-280.

[5]Yu YS，Kim JH，Choung HK.Posterior chamber intraocular lens implantation in pediatric cataract with microcornea and/or microphthalmos[J].Korean J Ophthalmol，2006，20（3）：151-155.

[6]Matalia J，Shirke S，Shetty KB.et al.Surgical Outcome of Congenital Cataract in Eyes With Microcornea[J].J Pediatr Ophthalmol Strabismus，2018，55（1）：30-36.

病例23

白内障合并虹膜脉络膜缺损1

一、病历摘要

（一）基本信息

患者男性，43岁，主诉：左眼自幼视物不清，加重1年。

现病史：左眼自幼视物不清，自述既往最佳裸眼视力0.5，近1年以来左眼视力明显下降，无眼红、眼痛、眼胀、头晕头痛、恶心、呕吐、闪光感、视物变形、视物遮挡症状，于我院门诊就诊，诊断为"左眼并发性白内障，左眼虹膜脉络膜缺损，左眼弱视，右眼球萎缩"，拟收入院行手术治疗。患者自发病以来，精神状态良好，食欲、睡眠良好，大小便正常，体力情况良好。

既往史：患者自幼右眼无光感。否认高血压、糖尿病史，否认肝炎、结核、疟疾病史，否认眼部手术、外伤、输血史，否认食物、药物过敏史，预防接种史不详。

个人史：久居当地，无疫区接触史，无放射性物质接触史，无吸毒史，无吸烟饮酒史。

家族史：父亲右眼虹膜脉络膜缺损，无其他家族性遗传病史。

（二）专科检查

视力：右眼无光感；左眼0.05。眼压：右眼5.0mmHg；左眼19.0mmHg。右眼球萎缩，结膜无充血，角膜混浊，余眼内细节不清。左眼结膜无充血，角膜透明，KP（－），前房中深，前房闪辉（－），虹膜纹理欠清，下方虹膜缺损，缺损区呈尖头向下的倒置梨形，瞳孔欠圆，对光反射可，晶状体混浊，白内障核硬度分级为Ⅲ级，玻璃体混浊，视盘边界不清，血管走行可，黄斑中心凹正常结构不可见，下隐见累及视盘上缘外的脉络膜缺损区。

（三）辅助检查

1. 裂隙灯照相　右眼角膜混浊，眼内结构不清；左眼可见虹膜缺损呈尖端向下倒置梨形，晶状体混浊（病例23图1）。

2. 眼底照相　可见累及视盘与黄斑的片状脉络膜缺损区（右眼眼底窥不入）（病例23图2）。

3. 眼部超声检查　提示右眼眼球萎缩；左眼玻璃体混浊、脉络膜缺损（病例23图3）。

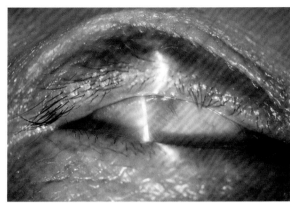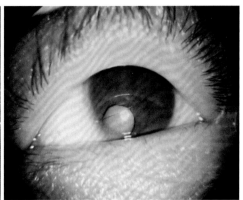

右眼　　　　　　　　　　　　　　　左眼

病例23图1　患者双眼术前裂隙灯照相

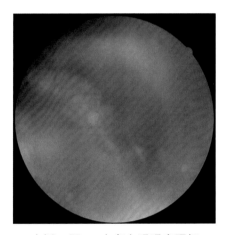

病例23图2　患者左眼眼底照相

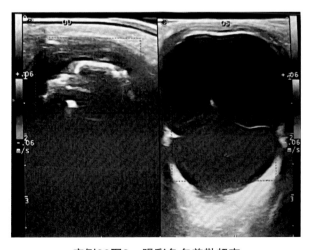

病例23图3　眼彩色多普勒超声

4．眼内人工晶体屈光度测量　结果为右眼无法测量，左眼AL：24.65mm；K1：45.67D/7.39mm@76°；K2：46.55D/7.25mm@166°；Cyl：–0.88D@76°。

5．显然验光　患者显然验光结果为右眼无光感，左眼经–3.0DS矫正为0.05。

（四）诊断

1．左眼年龄相关性白内障（含并发因素）

2．左眼虹膜脉络膜缺损

3．左眼弱视

4．右眼球萎缩

（五）诊疗经过

患者于2022年3月22日局部麻醉下行左眼超声乳化白内障吸除＋人工晶状体植入术，手术过程顺利。患者术后复查左眼裂隙灯照相显示角膜清，前房深，虹膜节段性萎缩，IOL在位（病例23图4）。

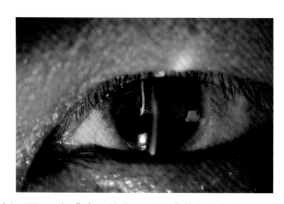

病例23图4　角膜清，前房深，虹膜节段性萎缩，IOL在位

二、疾病介绍

先天性虹膜脉络膜缺损是一种遗传性疾病。由于胚胎发育第5～第7周时胚裂闭合不全，葡萄膜发育停止，导致相关位置的葡萄膜、部分视网膜神经上皮层、视网膜色素上皮层缺损。该病呈常染色体显性、常染色体隐性和X连锁遗传，偶呈散发。患者多双侧发病，单侧亦可见。发病率为2/10万～14/10万。SHH、PAX2、PAX6、VAX等基因参与胚裂的形成和闭合，但并非所有这些基因发生突变的患者都会发生先天性虹膜脉络膜缺损。除基因影响外，母亲孕期使用药物及拥有不良生活习惯也会影响疾病的发生发展。根据解剖结构的累及范围及程度可将先天性虹膜脉络膜缺损分为虹膜孤立性缺损；虹膜晶状体的缺损；虹膜晶状体合并脉络膜的缺损，无黄斑或视盘受累；虹膜晶状体合并脉络膜的缺损，有黄斑和（或）视盘受累四种类型。不同类型患者在行白内障手术时存在

不同手术风险。

　　本病患者常表现为视物不清伴畏光。虹膜下方缺损是本病的典型体征，缺损区常呈现尖头向下的倒置梨形。眼底部分若脉络膜缺损区累及黄斑及视盘，或同时合并累及黄斑区的视网膜脱离，患者则常表现出视力低下。不累及视盘的小范围虹膜脉络膜缺损患者，且未发生视网膜脱离时仍可保留较好的视力，急性起病的视网膜脱离是导致本病患眼急性视力下降的最常见原因。先天性虹膜脉络膜缺损常合并其他眼部疾病，如晶状体混浊、晶状体缺损、小眼球（眼轴直径＜18.5mm）、眼球震颤、斜视、弱视、屈光不正、异常浅前房、悬韧带松弛及断裂、瞳孔扩张不良等，其中晶状体混浊较为多见。虹膜脉络膜缺损与白内障早期发展的关系十分密切，晶状体呈典型的核性混浊，严重时可继发青光眼、视网膜脱离等。先天性虹膜脉络膜缺损合并白内障患者可通过裂隙灯照相评估角膜直径大小、虹膜缺损范围及程度、白内障混浊程度。眼底照相示屈光间质混浊，可见脉络膜缺损区。B超准确测量眼轴长度，评估眼球大小，明确是否合并视网膜脱离及眼底其他病变。借助检查结果，选择恰当术式，明确术中风险因素。对于先天性虹膜脉络膜缺损合并白内障的患者，可考虑通过白内障摘除合并人工晶体植入的方式提高视力。但角膜直径过小，脉络膜视网膜缺损较大，或出现术中并发症的病例，其手术预后通常不理想。

三、病例点评

　　先天性虹膜脉络膜缺损是一种遗传性眼病，60%以上的病例常累及双眼。本病例中，患者存在虹膜脉络膜缺损遗传病史，其父右眼患病。患者右眼先天发育异常，自幼无光感，视觉质量差，查体可见右眼存在角膜全层混浊，眼内结构窥不入，B超示右眼眼球萎缩。患者左眼自幼视力欠佳，近1年以来视力明显下降。术前查左眼裸眼视力为0.05，晶状体混浊程度增加，拟行左眼白内障摘除手术治疗。

　　患者左眼角膜透明，角膜内皮细胞密度可，前房中深，下方存在尖头向下的倒置梨形虹膜缺损区。晶状体混浊，白内障核硬度较大。眼底隐见脉络膜缺损范围累及视盘与黄斑。结合辅助检查结果分析，术者拟行白内障超声乳化吸除手术合并人工晶体植入手术治疗，使用非球面人工晶体。患者术前显然验光左眼为−3.00DS，结合患者年龄预留−1.00D，选用人工晶体度数为16.0D，预留−1.08D。本病例手术风险高，术者认为手术后预期视力不佳。

　　术后3周复查时，患者左眼裸眼视力0.04，矫正视力0.04，左眼眼压为24.2mmHg，左眼角膜水肿，手术切口愈合良好，人工晶体在位。术者给予患者左眼盐酸卡替洛尔滴眼液每日2次，每次1滴降眼压治疗，用药后眼压控制平稳。术后1个月复查时，患者左眼裸眼视力0.1，左眼眼压为16.0mmHg。术后1年患者于当地复查，左眼裸眼视力提高至0.15。

本病例中的难点主要在以下方面：①患者术前检查眼底不入，眼底情况未知，术中风险较大；②虹膜缺损较不规整，可能合并晶状体悬韧带不稳定；③患者晶体核硬度较大，手术难度大；④患者左眼脉络膜缺损范围较大，缺损累及视盘与黄斑，术后视力欠佳。患者需术后定期复查眼底，监测病情变化。

四、延伸阅读

先天性脉络膜缺损约60%以上双眼发病。脉络膜缺损处视网膜变性萎缩、发育不全产生视网膜裂孔，易继发视网膜脱离。同时，缺损的脉络膜与巩膜不能牢固附着，可导致脉络膜脱离。严重时，两者可同时存在。因此，术者在术前检查时应仔细检查脉络膜缺损区及周边视网膜，在视网膜未发生脱离或脱离局限时，可使用激光光凝，将视网膜脱离限制在缺损区内。

对于广泛视网膜脱离患者，单纯巩膜外加压手术效果欠佳，术者现多使用玻璃体切除术联合眼内光凝和硅油填充治疗。该术式有利于提高视网膜解剖复位率，改善术后视功能。在手术过程中，通过借助高倍显微镜和眼内照明系统，术者能够快速发现缺损区内的视网膜裂孔。在展平视网膜后，沿脉络膜缺损区的边缘进行视网膜冷凝、激光光凝，并使用硅油顶压，这是防止视网膜脱离继续发展的有效方法。

（病例提供者：贾宇轩　宋旭东　首都医科大学附属北京同仁医院）

（点评专家：宋旭东　首都医科大学附属北京同仁医院）

参考文献

[1]Selzer EB，Blain D，Hufnagel RB，et al.Review of evidence for environmental causes of uveal coloboma[J].Surv Ophthalmol，2022，67（4）：1031-1047.

[2]Shah SP，Taylor AE，Sowden JC，et al.Surveillance of eye anomalies（SEA-UK）special interest group.Anophthalmos，microphthalmos，and typical coloboma in the United Kingdom：a prospective study of incidence and risk[J].Invest Ophthalmol Vis Sci，2011，52（1）：558-564.

[3]Mohamed A，Chaurasia S，Ramappa M，et al.Lenticular changes in congenital iridolenticular choroidal coloboma[J].Am J Ophthalmol，2014，158（4）：827-830.e2.

[4]Phylactou M，Matarazzo F，Day AC，et al.Cataract surgery in eyes with congenital ocular coloboma[J].Graefes Arch Clin Exp Ophthalmol，2020，258（12）：2753-2759.

[5]Kohli G，Shah C，Sen A，et al.Cataract surgery in eyes with associated coloboma：Predictors of

outcome and safety of different surgical techniques[J].Indian J Ophthalmol，2021，69（4）：937–945.

[6]Auriol S，Mahieu L，Arné JL，et al.Risk factors for development of choroidal detachment after scleral buckling procedure[J].Am J Ophthalmol，2011，152（3）：428–432.e1.

白内障合并虹膜脉络膜缺损2

一、病历摘要

（一）基本信息

患者女性，46岁，主诉：右眼自幼视物不清，加重2年。

现病史：双眼自幼视物不清，自述既往右眼最佳裸眼视力0.4，2年来无明显诱因右眼视力明显下降，无眼红、眼痛、眼胀、头晕头痛、恶心、呕吐、闪光感、视物变形、视物遮挡症状，于我院门诊就诊。诊断为"双眼并发性白内障，双眼虹膜脉络膜缺损，双眼小角膜，双眼弱视，双眼眼球震颤，右眼视网膜脱离"，拟收入院行手术治疗。患者自发病以来，精神状态良好，食欲、睡眠良好，大小便正常，体力情况良好。

既往史：否认高血压、糖尿病史，否认肝炎、结核、疟疾病史，否认眼部手术、外伤、输血史，否认食物、药物过敏史，预防接种史不详。

个人史：久居当地，无疫区接触史，无放射性物质接触史，无吸毒史，无吸烟、饮酒史。

家族史：无家族性遗传病史。

（二）专科检查

视力：右眼0.1，左眼0.1。眼压：右眼14.3mmHg，左眼17.1mmHg。右眼结膜无充血，角膜透明，KP（－），前房较浅，前房闪辉（－），虹膜纹理清，下方虹膜缺损，缺损区呈尖头向下的倒置梨形，瞳孔欠圆，对光反射可，晶状体混浊，白内障核硬度分级为Ⅲ级，玻璃体混浊，余眼内细节不清，眼球水平震颤、旋转震颤。左眼结膜无充血，角膜透明，KP（－），前房中深，前房闪辉（－），虹膜纹理清，下方虹膜缺损，缺损区尖头向下，瞳孔欠圆，对光反射可，晶状体混浊，白内障核硬度分级为Ⅲ级，玻璃体混浊，视盘边界不清，血管走行尚可，黄斑中心凹正常结构不可见，下方脉络膜缺损，眼球水平震颤、旋转震颤。

（三）辅助检查

1. 裂隙灯照相　患者术前裂隙灯照相：右眼角膜透明，前房较浅，虹膜呈梨形缺损，晶状体混浊；左眼可见虹膜缺损呈尖端向下倒置梨形，晶状体混浊。患者右眼术后裂隙灯照相角膜透明，前房中深，人工晶体在位（病例24图1）。

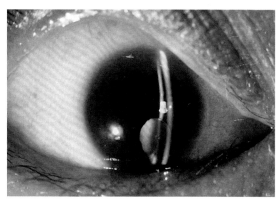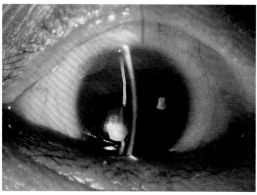

病例24图1　患者双眼术前裂隙灯照相

2．眼底照相　可见屈光间质混浊，右眼眼底不清（病例24图2A）；左眼隐见累及视盘下方的片状脉络膜缺损区（病例24图2B）。

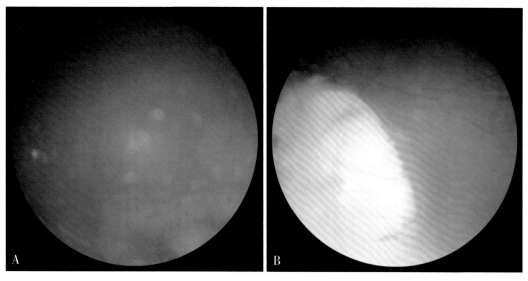

病例24图2　患者双眼眼底照相

3．后节OCT检查　右眼隐约可见脉络膜缺损区（病例24图3A）；左眼眼底不入，隐约可见脉络膜缺损区（病例24图3B）。

4．眼部超声检查　提示右眼玻璃体混浊、脉络膜缺损、视网膜脱离？提示左眼玻璃体混浊、脉络膜缺损（病例24图4）。

5．眼内人工晶体屈光度测量　结果为右眼AL：21.24mm；K1：47.54D/7.10mm@148°；K2：48.35D/6.98mm@58°；Cyl：-0.81D@148°；ACD：1.92mm。左眼AL：21.36mm；K1：46.94D/7.19mm@127°；K2：48.35D/6.98mm@37°；Cyl：-1.41D@127°；ACD：2.37mm。

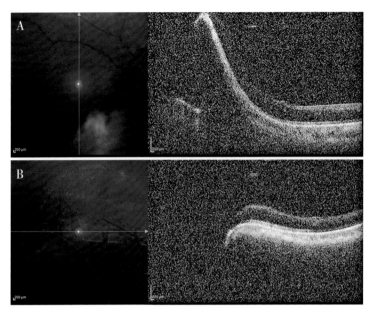

病例24图3　患者双眼后节OCT检查

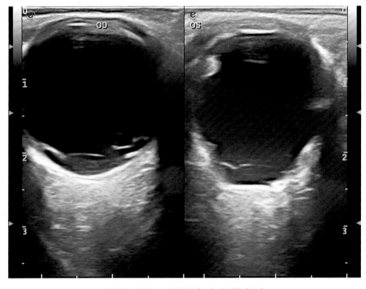

病例24图4　眼彩色多普勒超声

6．显然验光　双眼试镜均无提高。

（四）诊断

1．双眼年龄相关性白内障（含并发因素）

2．双眼先天性虹膜脉络膜缺损

3．右眼视网膜脱离

4．双眼眼球震颤

（五）诊疗经过

患者于2022年6月29在我院局部麻醉下行右眼超声乳化白内障吸除联合人工晶状体植入术，手术过程顺利。术后1个月患者随访可见右眼角膜基质透明，切口愈合良好，Kp（－），前房深，Tyn（－），瞳孔不圆，向鼻下方移位，鼻下方虹膜缺如，人工晶状体在位（病例24图5）。

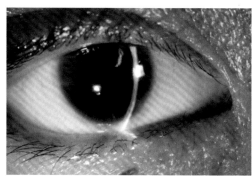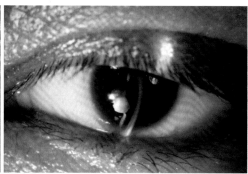

病例24图5　术后1个月复查所见

二、疾病介绍

先天性虹膜脉络膜缺损是一种遗传性眼病，60%以上的病例常累及双眼，双眼虹膜脉络膜缺损程度不一，缺损范围较小者仅存在瞳孔缘切迹，严重者缺损累及范围可累及视盘及黄斑区。由于胚胎发育第5～7周时胚裂闭合不全，葡萄膜发育停止，导致相关位置的葡萄膜、部分视网膜神经上皮层、视网膜色素上皮层缺损。

先天性虹膜脉络膜缺损常合并其他眼部疾病，如晶状体混浊、晶状体缺损、小眼球（眼轴直径＜18.5mm）、眼球震颤、斜视、弱视、屈光不正、异常浅前房、悬韧带松弛及断裂、瞳孔扩张不良等，其中晶状体混浊较为多见。虹膜脉络膜缺损与白内障进展有关，患者常在较为年轻时即有明显的白内障，典型表现为晶状体核硬化，有时也表现为晶状体的不规则混浊。

在先天性虹膜脉络膜缺损患者合并白内障的发展过程中，年龄本身是一个不可或缺的因素。随着患者年龄增加，老年性白内障逐渐发展，患者可出现渐进性视力下降。此外，各种新陈代谢障碍引起房水成分改变也可损伤晶状体。环境、遗传因素以及某些药物的使用可同样参与白内障的形成过程。

先天性虹膜脉络膜缺损合并白内障患者可通过裂隙灯照相评估角膜直径大小、虹膜缺损范围及程度、白内障混浊程度。眼底照相示屈光间质混浊，可见脉络膜缺损区。B超准确测量眼轴长度，评估眼球大小，明确是否合并视网膜脱离及眼底其他病变。借助检查结果，选择恰当术式，明确术中风险因素。

目前，国际上主要使用白内障超声乳化吸除、小切口白内障摘除手术、白内障囊外摘除等三种手术方式治疗先天性虹膜脉络膜缺损并发的白内障，但手术较为复杂，术中及术后并发症的发生率相对较高。

三、病例点评

先天性虹膜脉络膜缺损是一种遗传性眼病且常合并其他眼部疾病，多双眼发病。本病例中，患者无虹膜脉络膜缺损家族史，自幼双眼先天发育异常。右眼既往最佳裸眼视力0.4，近2年以来视力明显下降，术前查右眼裸眼视力为0.1，晶状体混浊程度增加，拟行右眼白内障摘除手术治疗。左眼自幼视力欠佳，既往最佳视力0.1。左眼晶状体混浊，脉络膜缺损区累及视盘，术后预期视力不佳，暂随访观察。

眼部体格检查结果显示，患者右眼眼球震颤，角膜透明，前房较浅，下方存在尖头向下的倒置梨形虹膜缺损区，晶状体混浊，视盘边界欠清，黄斑中心凹正常结构不可见，下方脉络膜缺损。结合辅助检查结果分析，术者认为手术过程中存在风险，术后预期视力不佳。术者在术中及术后需详细检查眼底以判断预后情况，同时需要与患者充分交代病情的严重程度。术者行白内障超声乳化吸除手术合并人工晶体植入手术治疗，根据既往验光结果，使用非球面人工晶体，结合患者年龄预留-0.5D，选用人工晶体度数为24.0D，预留-0.5D。术后一周复查时患者右眼裸眼视力为0.1，矫正视力为0.3，手术切口愈合良好，人工晶体在位。随诊半年后，患者于当地复查，术眼视力维持现有水平。

本病例中的难点主要在以下方面：①患者双眼眼球震颤，手术难度相对增加；②瞳孔扩张不良，虹膜缺损较不规整，可能合并晶状体悬韧带不稳定；③患者术前检查右眼眼底不入，辅助检查提示脉络膜缺损范围较大，术中风险较大，术后预期视力不佳。

四、延伸阅读

先天性虹膜脉络膜缺损常合悬韧带松弛及断裂，术前详细评估悬韧带功能至关重要。对于合并晶状体不全脱位的患者，根据散瞳后脱位的晶状体脱位范围分为轻度（0°~90°）、中度（90°~180°）、重度（大于180°）。轻度和中度晶状体脱位可考虑在虹膜拉钩的辅助下植入张力环，使人工晶体的襻置于半脱位方向并尽量保证人工晶体光学部居中。囊袋张力环作为一种囊袋内填充装置，在维持囊袋的形状、提高手术安全性、抑制后囊膜混浊、增强人工晶状体稳定性等方面起到重要作用。

（病例提供者：贾宇轩　宋旭东　首都医科大学附属北京同仁医院）

（点评专家：宋旭东　首都医科大学附属北京同仁医院）

参考文献

[1]Mohamed A，Chaurasia S，Ramappa M，et al.Lenticular changes in congenital iridolenticular choroidal coloboma[J].Am J Ophthalmol，2014，158（4）：827-830.e2.

[2]Nixeaman DH.Cataract extraction in a case of congenital coloboma of the iris[J].Br J Ophthalmol，1968，52（8）：625-627.

[3]Asbell PA，Dualan I，Mindel J，et al.Age-related cataract[J].Lancet，2005，365（9459）：599-609.

[4]Phylactou M，Matarazzo F，Day AC，et al.Cataract surgery in eyes with congenital ocular coloboma[J].Graefes Arch Clin Exp Ophthalmol，2020，258（12）：2753-2759.

[5]Hoffman RS，Snyder ME，Devgan U，et al.Management of the subluxated crystalline lens[J].J Cataract Refract Surg，2013，39（12）：1904-1915.

[6]曾维银，李小禹，兰长骏，等.囊袋张力环的临床应用研究[J].国际眼科杂志，2022，22（10）：1666-1670.

白内障合并虹膜脉络膜缺损3

一、病历摘要

（一）基本信息

患者男性，45岁，主诉：双眼视物不清40余年，加重1年。

现病史：患者双眼视物不清40余年，近1年以来加重，无眼红，眼痛、眼胀、头晕头痛、恶心呕吐、闪光感、视物变形、视物遮挡症状，于我院门诊就诊，诊断为"双眼并发性白内障，双眼先天性虹膜脉络膜缺损，双眼眼球震颤，双眼小角膜"，拟收入院行手术治疗。患者自发病以来，精神状态良好，食欲、睡眠良好，大小便正常，体力情况良好。

既往史：否认高血压、糖尿病史，否认肝炎、结核、疟疾病史，否认眼部手术、外伤、输血史，否认食物、药物过敏史，预防接种史不详。

个人史：久居当地，无疫区接触史，无放射性物质接触史，无吸毒史，无吸烟饮酒史。

家族史：无家族性遗传病史。

（二）专科检查

视力：右眼0.01，左眼0.05。眼压：右眼13.5mmHg，左眼14.0mmHg。右眼结膜无充血，角膜透明，KP（－），前房较浅，前房闪辉（－），虹膜纹理清，下方虹膜缺损，缺损区呈尖头向5点钟方向的倒置梨形，瞳孔欠圆，对光反射可，晶状体混浊，白内障核硬度分级为Ⅲ级，玻璃体轻混，视盘边界不清，血管走行可，黄斑中心凹正常结构不可见，下方脉络膜缺损，眼球水平震颤、旋转震颤。左眼内斜约+15°，结膜无充血，角膜透明，KP（－），前房中深，前房闪辉（－），虹膜纹理清，下方虹膜缺损，缺损区尖头向下，瞳孔欠圆，对光反射可，晶状体混浊，白内障核硬度分级为Ⅲ级，玻璃体混浊，视盘上方边界较清，血管走行尚可，下方脉络膜缺损，病变累及部分视盘，眼球水平震颤、旋转震颤。

（三）辅助检查

1. 裂隙灯照相 患者术前裂隙灯照相，右眼可见虹膜缺损尖端向5点钟方向，前房较浅，晶体混浊（病例25图1A）；左眼可见虹膜缺损呈尖端向下倒置梨形，晶状体混浊程度较右眼重（病例25图1B）。

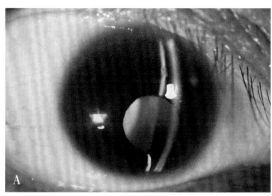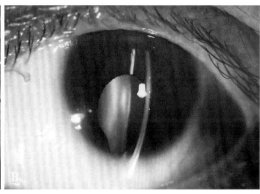

病例25图1　患者双眼术前裂隙灯照相

2. 后节OCT检查　右眼可见累及视盘的脉络膜缺损（病例25图2A）；左眼可见视盘下方脉络膜缺损（病例25图2B）。

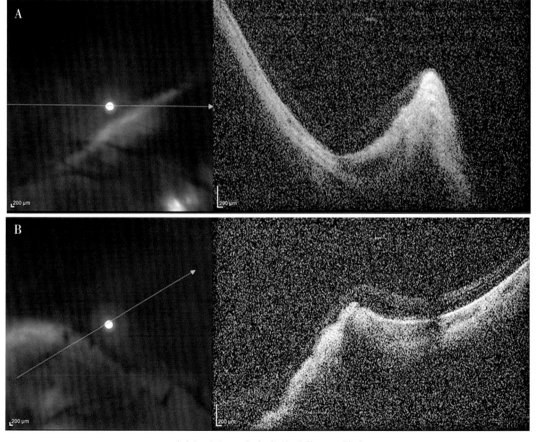

病例25图2　患者术前后节OCT检查

3. 眼内人工晶体屈光度测量 结果为右眼AL：27.77mm；K1：45.30D/7.45mm@123°；K2：47.07D/7.17mm@58°；Cyl：-1.77D@123°。左眼数据为AL：26.39mm；K1：45.36D/7.44mm@178°；K2：47.80D/7.06mm@88°；Cyl：-2.44D@178°。

4. 眼部超声检查 双眼玻璃体混浊、脉络膜缺损（病例25图3）。

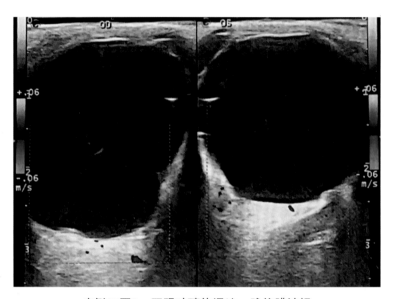

病例25图3 双眼玻璃体混浊、脉络膜缺损

（四）诊断

1. 双眼年龄相关性白内障（含并发因素）

2. 双眼先天性虹膜脉络膜缺损

3. 双眼眼球震颤

4. 双眼弱视

5. 左眼内斜视

（五）诊疗经过

该患者于2022年1月24日在我院局部麻醉下行右眼超声乳化白内障吸除＋人工晶状体植入术，手术顺利。随后，该患于2022年2月28日在我院局部麻醉下行左眼超声乳化白内障吸除＋人工晶体植入术，手术顺利。术后6个月复查可见双眼角膜透明，KP（－），前房深，Tyn（－），瞳孔不圆，下方虹膜缺损，人工晶状体在位，晶状体前囊纤维化（病例25图4）。眼底检查可见双眼脉络膜缺损（病例25图5）。OCT检查可见双眼脉络膜缺损，未见黄斑中心凹正常形态（病例25图6）。

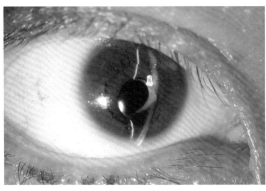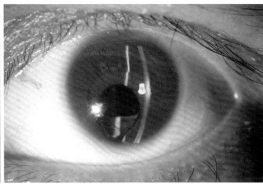

病例25图4　术后6个月双眼裂隙灯前节照相

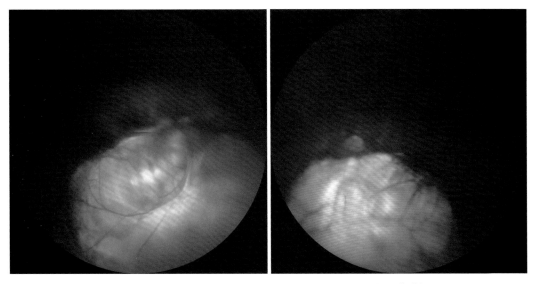

病例25图5　患者术后6个月眼底照相，可见双眼脉络膜缺损

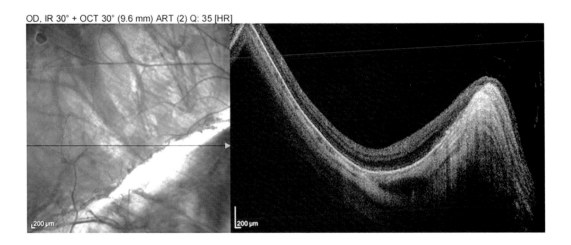

OD, IR 30° + OCT 30° (9.6 mm) ART (2) Q: 35 [HR]

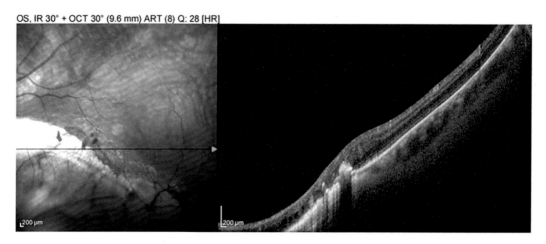

OS, IR 30° + OCT 30° (9.6 mm) ART (8) Q: 28 [HR]

病例25图6　术后6个月双眼黄斑OCT检查

二、疾病介绍

先天性虹膜脉络膜缺损是一种遗传性眼病，60%以上的病例常累及双眼，双眼虹膜脉络膜缺损程度不一，轻至瞳孔缘存在切迹，严重者虹膜脉络膜缺损累及范围可达视盘。

先天性虹膜脉络膜缺损常合并其他眼部疾病，如晶状体混浊、晶状体缺损、小眼球（眼轴直径<18.5mm）、眼球震颤、斜视、弱视、屈光不正、异常浅前房、悬韧带松弛及断裂、瞳孔扩张不良等，其中晶状体混浊较为多见。虹膜脉络膜缺损与白内障有关，患者常在较为年轻时即有明显的白内障形成，典型表现为晶状体核硬化，有时也表现为晶状体的不规则混浊，混浊主要发生在下方晶状体前囊膜及前囊膜下。

在先天性虹膜脉络膜缺损患者合并白内障的发展过程中，年龄本身当然是一个不可或缺的因素。随着患者年龄增加，老年性白内障逐渐发展，患者可出现渐进性视力下降。此外，各种新陈代谢障碍引起房水成分改变也可损伤晶状体。环境、遗传因素以及某些药物的使用可同样参与白内障的形成过程。

目前，国际上主要使用白内障超声乳化吸除、小切口白内障摘除手术、白内障囊外摘除等三种手术方式治疗先天性虹膜脉络膜缺损并发的白内障，但手术较为复杂，术中及术后并发症的发生率相对较高，术中易发生后囊破裂和玻璃体脱出，手术更具挑战性。脉络膜缺损区上方视网膜发育不全以及缺少脉络膜血供，视网膜组织萎缩，容易形成裂孔，同时视网膜组织与下方巩膜组织粘连松弛，合并高度近视的患者易发生视网膜脱离。同时，患者所合并的小角膜、悬韧带松弛及断裂等解剖结构异常可能给人工晶体的植入过程带来一定困难。

三、病例点评

患者自幼双眼发育不良，双眼视力较差，近1年前于外院就诊时查右眼裸眼视力为0.02，左眼裸眼视力为0.1。因左眼视力尚可，故随访观察。近1年来出现双眼视力渐进性下降，本次术前查右眼裸眼视力为0.01，左眼裸眼视力为0.05，晶状体混浊程度增加，拟行双眼白内障手术治疗。

患者右眼眼球震颤，角膜透明，前房较浅，下方存在尖头向下的倒置梨形虹膜缺损区，晶状体混浊，脉络膜缺损范围累及黄斑与视盘。结合辅助检查结果分析，术者认为手术后预期视力不佳，拟行白内障超声乳化吸除手术合并人工晶体植入手术治疗。术后1周复查时患者右眼裸眼视力为0.05，手术切口愈合良好，人工晶体在位。随诊一年后，患者右眼视力维持现有水平，无明显好转。

右眼术后1个月余，术者为患者行左眼白内障超声乳化吸除手术合并人工晶体植入手术。患者术前左眼眼球震颤，内斜约+15°，角膜透明，下方虹膜缺损，晶状体混浊，核较硬，视盘下方可见片状脉络膜缺损，未累及黄斑。因此，术者认为患者术后预期视力较右眼好。为与右眼相匹配，术者使用单焦点非球面人工晶体，结合患者显然验光结果拟预留-3.0DS。最终术者选用人工晶体度数为13.0D，预留-2.87D。术后切口愈合良好，眼压监测良好，术后1周患者左眼裸眼视力为0.09，术后2周视力恢复至0.1。随诊1年后，患者左眼视力无明显提高。

本病例中的难点主要在以下方面：①患者双眼眼球震颤；②患者合并右眼浅前房，手术操作空间小；③患者双眼眼轴增长，存在高度近视；④患者双眼脉络膜缺损范围较大，右眼脉络膜缺损累及黄斑、视盘，术者认为预后视力不佳，左眼术后预期视力较右眼好。

四、延伸阅读

晶状体后囊膜破裂是先天性虹膜脉络膜缺损合并白内障患者常见的术中并发症。为降低术中风险，患者术前应充分散大瞳孔，保证一定的撕囊面积，同时有利于硬核的顺利娩出。除术前充分散瞳外，术者也可在术中使用虹膜拉钩充分暴露手术视野。

研究显示，相比于合并脉络膜缺损的患者，缺损范围仅累及虹膜或虹膜与晶状体的患者术中发生晶状体后囊膜破裂的概率较低。这可能是因为脉络膜缺损与晶状体悬韧带发育不全的相关性较高，晶状体悬韧带不稳定性增加，术中及术后并发症的风险相应增加。面对此类患者，术者在术中可采取开罐式截囊的方式降低后囊膜撕裂风险。

当患者合并部分晶状体悬韧带松弛或断裂时，术者需谨慎操作以避免晶状体脱位。

在撕囊时，术者应对脱位范围晶状体前囊膜进行向心方向的完整撕囊。大直径环形撕囊口可减少手术操作对晶状体囊袋和悬韧带的牵拉。对于成熟期白内障合并晶状体皮质钙化并与前囊膜粘连的患者，术者在术中需借助囊膜剪完成撕囊操作。在人工晶体植入过程中，术者应保证囊袋完全被粘弹剂充盈，减少前房压力的波动，确保手术的安全性。

（病例提供者：王震宇　宋旭东　首都医科大学附属北京同仁医院）

（点评专家：宋旭东　首都医科大学附属北京同仁医院）

参考文献

[1]Mohamed A，Chaurasia S，Ramappa M，et al.Lenticular changes in congenital iridolenticular choroidal coloboma[J].Am J Ophthalmol，2014，158（4）：827–830.e2.

[2]Nixeaman DH.Cataract extraction in a case of congenital coloboma of the iris[J].Br J Ophthalmol，1968，52（8）：625–627.

[3]Asbell PA，Dualan I，Mindel J，et al.Age–related cataract[J].Lancet，2005，365（9459）：599–609.

[4]Phylactou M，Matarazzo F，Day AC，et al.Cataract surgery in eyes with congenital ocular coloboma[J].Graefes Arch Clin Exp Ophthalmol，2020，258（12）：2753–2759.

[5]陈茂盛，孙勇，姜德，等.晶状体半脱位白内障手术治疗的临床探讨[J].中华眼科杂志，2003，39（011）：683–685.

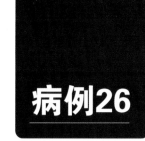

单眼白内障合并角膜白斑

一、病历摘要

（一）基本信息

患者男性，70岁，主因"左眼渐进性、无痛性视力下降2年"至我院白内障中心门诊就诊。

患者右眼先天性发育异常，眼球缺如；左眼自幼视力差。否认高血压、糖尿病及其他全身病史。否认外伤史及用药史。否认家族遗传病史。

（二）专科检查

左眼视力0.02，矫正无提高。左眼眼压：13.0mmHg。

裂隙灯检查：右眼球缺如。左眼眼球水平震颤。左眼3~9点位可见向心性角膜血管翳，余角膜基质透明，KP（—），前房深，Tyn（—），瞳孔圆，对光反射存在，晶状体混浊N2C2，Ⅱ级核，玻璃体混浊，视网膜在位。

（三）辅助检查

1. 眼前节照相　左眼可见下方角膜血管翳（病例26图1）。

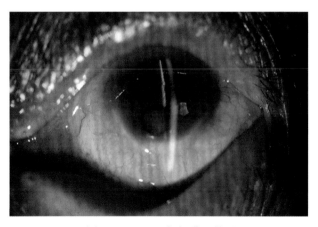

病例26图1　下方角膜血管翳

2. 眼底照相　左眼可见屈光间质混浊，高度近视眼底改变，豹纹状眼底、脉络膜缺损、斑片样萎缩、Fuchs斑、黄斑萎缩改变（病例26图2）。

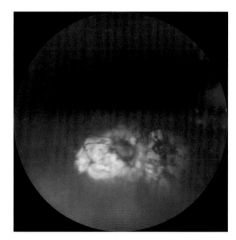

病例26图2　眼底照相

3．OCT检查　黄斑区中心凹形态消失，黄斑萎缩样改变（病例26图3）。

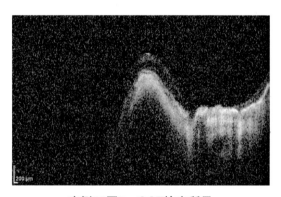

病例26图3　OCT检查所见

4．IOL Master 700生物测量　结果显示左眼WTW 10.3mm，前房较浅，眼轴长，角膜曲率测不出（病例26图4）。

OD 右			IOL 计算		OS 左		
(●)					(●)		
眼睛状态							
LS: 有晶状体		VS: 玻璃体			LS: 有晶状体		VS: 玻璃体
Ref: ---			VA: ---		Ref: ---		VA: ---
LVC: ---		LVC 模式: -			LVC: 未治疗		LVC 模式: -
目标屈光度: -0.50 D		SIA: +0.00 D @ 0°			目标屈光度: -0.50 D		SIA: +0.00 D @ 0°
生物统计值							
AL: ---					AL: 28.72 mm (!)	SD:	23 μm
ACD: ---					ACD: 2.33 mm (!)	SD:	23 μm
LT: ---					LT: 5.04 mm (!)	SD:	47 μm
WTW: ---					WTW: 10.3 mm (!)		
SE: ---		K1: ---			SE: ---		K1: ---
ΔK: ---		K2: ---			ΔK: ---		K2: ---
TSE: ---		TK1: ---			TSE: ---		TK1: ---
ΔTK: ---		TK2: ---			ΔTK: ---		TK2: ---

病例26图4　IOL Master 700生物测量

5．眼部CDI　示右眼未见明确眼球结构，左眼玻璃体弱点状、条带状回声与后极部球壁回声相连，后运动（＋），黄斑区球壁回声不光滑，CDFI未见异常血流信号（病例26图5）。

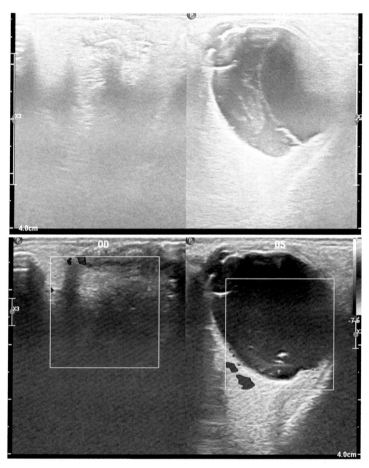

病例26图5　眼部CDI

（四）诊断

1．左眼年龄相关性白内障（含并发因素）

2．左眼小角膜

3．左眼角膜斑翳

4．左眼病理性近视

5．左眼黄斑病变

6．左眼脉络膜缺损

7．左眼眼球震颤

8．左眼弱视

9．右眼无眼症

（五）诊疗经过

术前沟通过程中，患者表示近2年左眼渐进性、无痛性视力下降，影响自主生活，手术意愿强烈。本专业组对患者进行术前评估与沟通，充分告知风险后，给予左眼超声乳化白内障吸除＋人工晶状体植入术。

术后1周复查，患者左眼视力0.05，眼压15mmHg，显然验光：−2.00DC×105°。裂隙灯下可见角膜清，前房中深，人工晶体居中位正（病例26图6）。前节OCT检查可见人工晶体居中位正（病例26图7）。

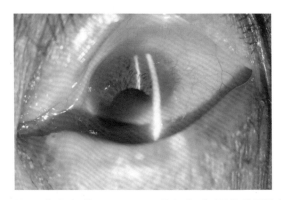

病例26图6　患者左眼Phaco＋IOL植入术后1周前节裂隙灯照相

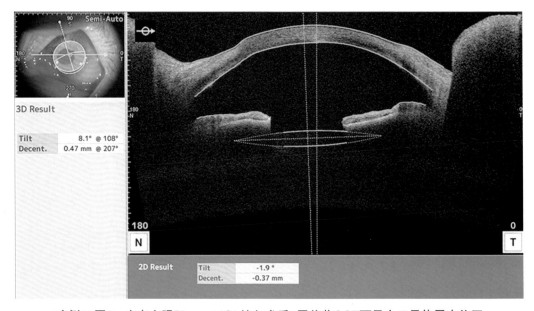

病例26图7　患者左眼Phaco＋IOL植入术后1周前节OCT可见人工晶体居中位正

二、疾病介绍

小角膜是一种先天性发育异常，表现为角膜水平直径小于11mm，角膜曲率半径增大。小眼球患者可伴或不伴有其他眼部异常，如虹膜缺损、晶状体位置异常、眼球震颤、斜视等。无眼症或小眼球指眼眶内没有眼球组织存在或较小的眼球组织存在，其确切发病机制尚不清楚。有研究者认为，无眼症/小眼球的病因是妊娠早期前神经管或视凹发育失败而无法扩大和形成视神经泡。这些疾病的出生患病率合计约为万分之三，是造成儿童盲的主要原因之一。

由于约1/3的病例累及其他系统并以综合征形式患病，患者通常由眼科医生、儿科医生和（或）临床遗传学家组成的多学科团队进行管理。其治疗目的往往是通过刺激软组织和眶壁生长来最大化现有视力及改善外观。总体来讲，这类疾病的预后取决于疾病的严重程度、并发症表现及潜在的遗传病因。

三、病例点评

根据病史、查体及辅助检查，本例患者诊断为左眼并发性白内障、左眼小角膜、左眼角膜斑翳、左眼病理性近视、左眼黄斑萎缩、左眼脉络膜缺损、左眼眼球震颤、右眼无眼症。由于患者小角膜、角膜斑翳、长眼轴，合并眼球震颤，因此手术难度较大，风险较高；IOL Master 700生物测量无法测出患者角膜曲率，因此人工晶体计算较为困难；而黄斑萎缩、脉络膜缺损及病理性近视眼底改变提示该患者术后视力改善有限。

在充分告知病情后，患者手术意愿仍然强烈。本专业组在全面完善术前评估及术前准备后，给予患者左眼超声乳化白内障吸除＋人工晶状体植入治疗。通过角膜曲率估算值43.5D代入Barrett Universal II公式实现了人工晶体测算，选择IOL类型为ZEISS 409MP，人工晶状体等效球镜度数10.5DS；通过良好的术中眼位固定实现了超声乳化手术的顺利实施及人工晶体的居中正位；通过连续环形撕囊、稳定的术中眼压及前房控制最大化降低了手术风险，达到了理想的手术效果。

四、延伸阅读

目前研究表明，小角膜、无眼症可由染色体、单基因和环境原因引起，具有复杂的病因学。其发病可涉及染色体重复、缺失和易位，单基因SOX2及连锁基因PAX6、OTX2、CHX10、RAX等的突变，以及包括妊娠获得性感染、母体维生素A缺乏、X射线暴露等在内的多种环境因素影响。这类疾病的病因是眼球发育胚胎生物学的基础，未来仍需大量工作来进一步了解该复杂疾病的潜在病理过程。

在眼部，其可以合并虹膜脉络膜缺损、晶状体位置形态异常、眼球震颤等多种异常；在全身，其可以合并前脑无裂畸形、心脏缺陷、气管发育异常、先天性膈疝、唇腭裂等各系统疾病。对于眼科医生来说，接诊时应进行充分眼科及全身查体，彻底评估其他脏器异常及眼部并发症，从而对患者进行综合诊断和预后判断。患者的视力预后主要取决于视网膜发育程度及眼部并发症的严重程度。

（病例提供者：张　川　宋旭东　首都医科大学附属北京同仁医院）

（点评专家：宋旭东　首都医科大学附属北京同仁医院）

参考文献

[1]Batra DV，Paul SD.Microcornea with myopia[J].Br J Ophthalmol，1967，51（1）：57-60.

[2]Sohajda Z，Holl ó D，Berta A，et al.Microcornea associated with myopia[J].Graefes Arch Clin Exp Ophthalmol，2006，244（9）：1211-1213.

[3]Batra DV，Paul SD.Unilateral microcornea and enophthalmos with bilateral anterior and posterior anomalies[J].Br J Ophthalmol，1967，51（9）：627-629.

[4]Benacerraf BR，Bromley B，Jelin AC.Anophthalmia and Microphthalmia[J].Am J Obstet Gynecol，2019，221（5）：B20-B21.

[5]Verma AS，Fitzpatrick DR.Anophthalmia and microphthalmia[J].Orphanet J Rare Dis，2007，2：47.

[6]Plaisanci é J，Ceroni F，Holt R，et al.Genetics of anophthalmia and microphthalmia.Part 1：Non-syndromic anophthalmia/microphthalmia[J].Hum Genet，2019，138（8-9）：799-830.

[7]Slavotinek A.Genetics of anophthalmia and microphthalmia.Part 2：Syndromes associated with anophthalmia-microphthalmia[J].Hum Genet，2019，138（8-9）：831-846.

[8]Davies DL.ANOPHTHALMIA AND MICROPHTHALMIA[J].Br J Ophthalmol，1917，1（7）：415-423.

[9]Harding P，Moosajee M.The Molecular Basis of Human Anophthalmia and Microphthalmia[J].J Dev Biol，2019，7（3）：16.

双眼白内障合并虹膜脉络膜缺损

一、病历摘要

（一）基本信息

患者女性，64岁，主诉：左眼渐进性视物不清2年。

现病史：患者2年来无明显诱因出现左眼渐进性视物不清，伴左眼红，无眼痛、眼胀、头晕头痛、恶心、呕吐、闪光感、视物变形、视物遮挡等症状，于我院门诊就诊，诊断为"左眼老年性白内障，左眼先天性虹膜脉络膜缺损"，拟收入院行手术治疗。向患者及家属交代手术风险，为求进一步治疗入院。患者自发病以来，精神状态良好，食欲、睡眠良好，大小便正常，体力情况良好。

既往史：右眼先天发育异常，具体不详。否认高血压、糖尿病史，否认肝炎、结核、疟疾病史，否认眼部手术、外伤、输血史，否认食物、药物过敏史，预防接种史不详。

个人史：久居当地，无疫区接触史，无放射性物质接触史，无吸毒史，无吸烟、饮酒史。

家族史：无家族性遗传病史。

（二）专科检查

视力：右眼无光感，左眼0.05。眼压：右眼6.8mmHg，左眼18.4mmHg。左眼结膜轻度充血，角膜透明，KP（－），前房中深，前房闪辉（－），虹膜纹理清，下方虹膜缺损，缺损区呈尖头向下的倒置梨形，瞳孔欠圆，对光反射可，晶状体混浊，白内障核硬度分级为Ⅲ级，玻璃体轻混，视盘边清色可，血管走行可，下方视网膜脱离，脉络膜缺损。右眼外斜约-45°，结膜无充血，角膜可见白色带状变性区，KP（－），前房极浅，前房闪辉（－），虹膜后粘连，瞳孔闭锁，晶状体混浊，眼底不入。

（三）辅助检查

1. 裂隙灯照相　右眼可见白色带状角膜变性区，前房极浅，瞳孔闭锁（病例27图1A）；左眼可见虹膜缺损呈尖端向下倒置梨形，晶状体混浊（病例27图1B）。

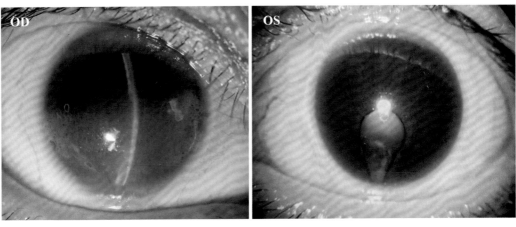

病例27图1　患者术前双眼前节照相

2．眼底照相　可见左眼视盘下方脉络膜缺损区（病例27图2）。

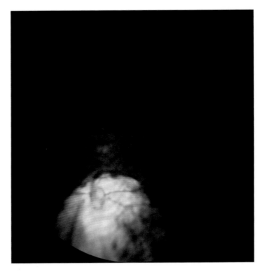

病例27图2　患者左眼眼底照相

3．后节OCT检查　示左眼脉络膜缺损、黄斑前膜（病例27图3）。

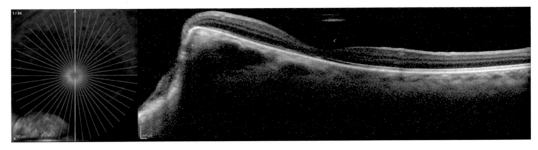

病例27图3　患者左眼后节OCT检查

4. 眼内人工晶体屈光度测量　数据为左眼AL：23.02mm；K1：42.35D/7.97mm@15°；K2：43.95D/7.68mm@105°；Cyl：-1.60D@15°；ACD：2.60mm；WTW：13.0mm。

5. 眼部超声检查　提示双眼玻璃体混浊、脉络膜缺损、视网膜脱离（病例27图4）。

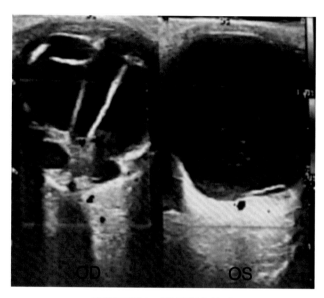

病例27图4　眼部超声检查

6. 显然验光　结果为右眼NLP（无光感），左眼经-1.0DS矫正为0.1+。

（四）诊断

1. 双眼年龄相关性白内障（含并发因素）

2. 左眼先天性虹膜脉络膜缺损

3. 左眼黄斑前膜

4. 右眼角膜带状变性

5. 右眼废用性外斜视

6. 双眼视网膜脱离

（五）诊疗经过

该患于2022年6月15日在我院局部麻醉下行左眼超声乳化白内障吸除＋人工晶状体植入术，手术顺利。患者术后3个月左眼角膜透明，KP（－），前房深，Tyn（－），下方虹膜缺损，人工晶状体在位，前囊纤维化（病例27图5）。

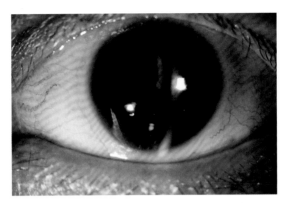

病例27图5　术后3个月左眼裂隙灯照相

二、疾病介绍

1. **概述**　先天性虹膜脉络膜缺损是一种遗传性疾病。由于胚胎发育第5～7周时胚裂闭合不全，葡萄膜发育停止，导致相关位置的葡萄膜、部分视网膜神经上皮层、视网膜色素上皮层缺损。

2. **遗传学**　该病呈常染色体显性、常染色体隐性和X连锁遗传，偶呈散发。患者多双侧发病，单侧亦可见。发病率为2/10万～14/10万。*SHH*、*PAX2*、*PAX6*、*VAX*等基因参与胚裂的形成和闭合，但并非所有这些基因发生突变的患者都会发生先天性虹膜脉络膜缺损。除基因影响外，母亲孕期使用药物及拥有不良生活习惯也会影响疾病的发生发展。

3. **临床表现**　本病患者常表现为视物不清伴畏光。虹膜下方缺损是本病的典型体征，常呈现尖头向下的倒置梨形。眼底部分若脉络膜缺损区累及黄斑及视盘，或同时合并累及黄斑区的视网膜脱离，患者则常表现出视力低下。患者不累及视盘的小范围虹膜脉络膜缺损，且未发生视网膜脱离时仍可保留较好的视力，急性起病的视网膜脱离是导致本病患眼急性视力下降的最常见原因。先天性虹膜脉络膜缺损常合并其他眼部疾病，如晶状体混浊、晶状体缺损、小眼球（眼轴直径＜18.5mm）、眼球震颤、斜视、弱视、屈光不正、异常浅前房、悬韧带松弛及断裂、瞳孔扩张不良等，其中晶状体混浊较为多见。虹膜脉络膜缺损与早发白内障有关，患者常在较为年轻时即有明显的白内障形成，典型表现为晶状体核硬化，严重时可继发青光眼、视网膜脱离等。

4. **疾病分型**　根据解剖结构的累及范围及程度可将先天性虹膜脉络膜缺损分为虹膜孤立性缺损；虹膜晶状体的缺损；虹膜晶状体的合并脉络膜缺损，无黄斑或视盘受累；虹膜晶状体的合并脉络膜缺损，有黄斑和（或）视盘受累四种类型。不同类型患者在行白内障手术时存在不同手术风险。

　　5. 辅助检查　先天性虹膜脉络膜缺损合并白内障患者可通过裂隙灯照相评估角膜直径大小、虹膜缺损范围及程度、白内障混浊程度。眼底照相示屈光间质混浊，可见脉络膜缺损区。B超可准确测量眼轴长度、评估眼球大小、明确是否合并视网膜脱离及眼底其他病变，借助检查结果，选择恰当术式，明确术中风险因素。

　　6. 治疗及预后　对于先天性虹膜脉络膜缺损合并白内障的患者，可考虑通过白内障摘除合并人工晶体植入的方式提高视力，但对于角膜直径较小、脉络膜视网膜缺损范围广泛和合并术中并发症的患者预后较差。

三、病例点评

　　患者左眼角膜透明，角膜内皮细胞密度可，前房常深，下方存在尖头向下的倒置梨形虹膜缺损区，晶状体混浊，白内障核硬度较大，视盘边清色可，脉络膜缺损范围不累及黄斑与视盘。结合辅助检查结果分析，术者认为手术预期视力较好，行白内障超声乳化吸除手术合并人工晶体植入手术治疗，使用Hoya250非球面人工晶体。患者术前显然验光左眼为-1.00DS，结合患者年龄预留-0.50DS，选用人工晶体度数为23.0D，预留-0.42D。术后1周患者复查时左眼裸眼视力为0.6，矫正视力为0.8，左眼手术切口愈合良好，人工晶体在位。术后1个月复查时患者左眼裸眼视力为0.6。术后1年复查时患者左眼裸眼视力为0.8。

　　患者右眼先天发育异常，自幼无光感，视觉质量差，存在大片带状角膜变性区域，B超示视网膜脱离，未及时治疗，目前预后视力不佳，术者建议保守治疗，后续联合眼底病专家进行救治。

　　本病例中的手术难点主要在于该患者虹膜—脉络膜缺损合并瞳孔扩张不良，术者通过术前充分散瞳，术中使用虹膜拉钩的方式充分暴露手术视野。同时，术者通过观察晶状体及悬韧带，认为该患者未合并晶状体悬韧带断裂或发育不全。本病例的另一难点在于患眼前房较正常眼浅，且由于白内障处于膨胀期，晶状体膨胀导致前房进一步变浅，手术操作空间小。术者于术中注入适量粘弹剂维持手术所需前房深度，并减少手术器械的反复进出，避免触及并损伤角膜内皮，造成进一步损伤。

四、延伸阅读

　　先天性虹膜—脉络膜缺损患者白内障摘除手术复杂，术中及术后并发症的发生率相对较高。术者可综合分析晶体核密度及晶状体悬韧带稳定性、眼轴长度、前房深度等相关因素，决定白内障摘除的手术方式。目前，国际上主要使用白内障超声乳化吸除、小切口白内障摘除手术、白内障囊外摘除等三种手术方式。对合并晶状体悬韧带松弛或断裂的患者，术者可在术中使用囊袋张力环进行支撑。

对于晶状体核较软的白内障和角膜直径＞8mm的患者，术者可考虑实施白内障超声乳化吸除术。对于晶状体核较硬的白内障以及角膜直径为6～8mm的患者，术者可通过实施小切口白内障手术或白内障囊外摘除获得良好的术后效果。只要患者角膜直径和晶状体核硬化程度允许，术者应首选白内障超声乳化吸除术。对于角膜直径较小、脉络膜视网膜缺损范围广泛和合并术中并发症的患者，无论采取何种手术方式，预后均较差。术者需在术前充分与患者沟通手术相关风险及预后。

（病例提供者：王震宇　宋旭东　首都医科大学附属北京同仁医院）

（点评专家：宋旭东　首都医科大学附属北京同仁医院）

参考文献

[1]Selzer EB，Blain D，Hufnagel RB，et al.Review of evidence for environmental causes of uveal coloboma[J].Surv Ophthalmol，2022，67（4）：1031-1047.

[2]Shah SP，Taylor AE，Sowden JC，et al.Surveillance of eye anomalies（SEA-UK）special interest group.Anophthalmos，microphthalmos，and typical coloboma in the United Kingdom：a prospective study of incidence and risk[J].Invest Ophthalmol Vis Sci，2011，52（1）：558-564.

[3]Mohamed A，Chaurasia S，Ramappa M，et al.Lenticular changes in congenital iridolenticular choroidal coloboma[J].Am J Ophthalmol，2014，158（4）：827-830.e2.

[4]Phylactou M，Matarazzo F，Day AC，et al.Cataract surgery in eyes with congenital ocular coloboma[J].Graefes Arch Clin Exp Ophthalmol，2020，258（12）：2753-2759.

[5]Kohli G，Shah C，Sen A，et al.Cataract surgery in eyes with associated coloboma：Predictors of outcome and safety of different surgical techniques[J].Indian J Ophthalmol，2021，69（4）：937-945.

[6]Lingam G，Sen AC，Lingam V，et al.Ocular coloboma-a comprehensive review for the clinician[J].Eye（Lond），2021，35（8）：2086-2109.

白内障合并Fuchs角膜内皮营养不良

一、病历摘要

（一）基本信息

患者男性，78岁，主诉：双眼渐进性无痛性下降3年。

现病史：患者3年前无明显诱因下出现双眼渐进性无痛性视力下降，无视物变形及视物变色等。

既往史：高血压病史10年，药物控制平稳。

个人史：无特殊。

家族史：父亲高血压。

（二）专科检查

右眼视力：0.1，矫正0.2（+0.5DC×155°）；左眼视力：0.3，矫正0.4（-0.5DC×110°）。眼压：右眼13.0mmHg，左眼13.2mmHg。双眼角膜清透，前房中深，KP（-），房闪（-），瞳孔直径约0.2cm，对光反射灵敏，双晶状体混浊，皮质型。眼底蒙眬，隐见视盘颜色尚可（病例28图1）。

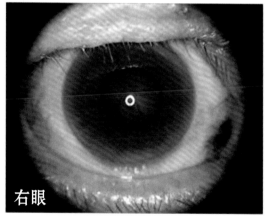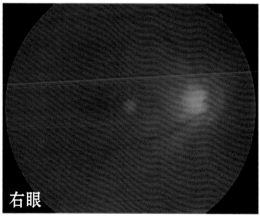

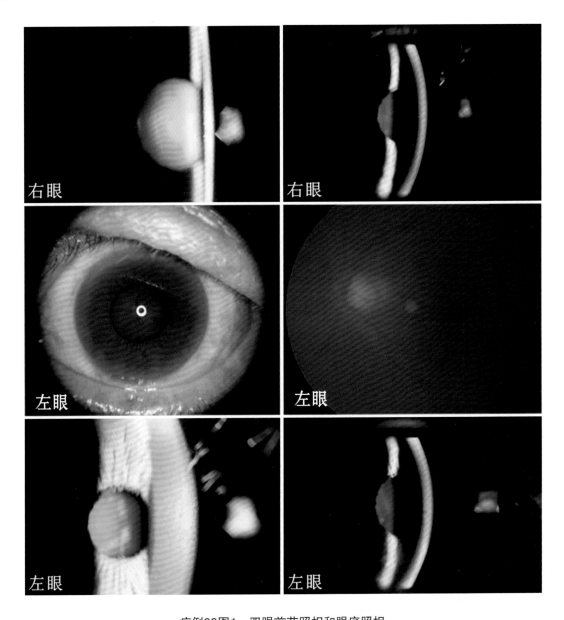

病例28图1　双眼前节照相和眼底照相

（三）辅助检查

1．角膜内皮镜　显示右眼角膜内皮细胞密度2370.5个/mm^2，左眼角膜内皮细胞密度为2335.0个/mm^2（病例28图2）。

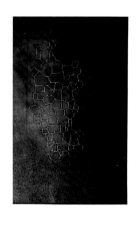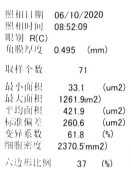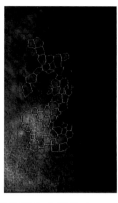

照相日期　06/10/2020
照相时间　08:52:09
眼别　R(C)
角膜厚度　0.495　(mm)

取样个数　71

最小面积　33.1　(um2)
最大面积　1261.9(m2)
平均面积　421.9　(um2)
标准偏差　260.6　(um2)
变异系数　61.8　(%)
细胞密度　2370.5(mm2)

六边形比例　37　(%)

照相日期　06/10/2020
照相时间　08:51:34
眼别　L(C)
角膜厚度　0.516　(mm)

取样个数　59

最小面积　140.3　(um2)
最大面积　853.7(m2)
平均面积　428.3　(um2)
标准偏差　183.6　(um2)
变异系数　42.9　(%)
细胞密度　2335.0(mm2)

六边形比例　54　(%)

病例28图2　双眼角膜内皮镜检查

2．IOL Master 700生物测量　结果见病例28表1。

病例28表1　术前眼部IOL Master 700生物测量结果

	眼轴	K1	K2	Cyl	ACD
右眼	24.96mm	40.91D@85°	42.56D@175°	−1.65@85°	2.83mm
左眼	24.83mm	42.08D@67°	42.67D@157°	−0.59@67°	3.02mm

（四）诊断

1．双眼年龄相关性白内障（含并发因素）

2．双眼Fuchs角膜内皮营养不良

（五）诊疗经过

患者完善术前检查后，双眼分别在局部麻醉下行白内障超声乳化联合人工晶体植入术，术程顺利。术后使用典必舒（妥布霉素地塞米松）滴眼液4次/日及贝复舒滴眼液3次/日，术后1周左右停药。

右眼术后2周，左眼术后1天时的外眼像如病例28图3，此时，右眼术后裸眼视力0.6，左眼裸眼视力1.0。

在右眼术后3周，左眼术后1周时，患者出现异常主诉，右眼裸眼视力下降（由0.6下降到0.4），且右眼充血，症状为晨起严重，下午时转轻，左眼无异常，裸眼视力1.0，此时双眼眼前节照相如病例28图4。右眼裂隙灯光带稍显粗糙模糊，使用后部反光照明法，可以看到网格状的后弹力层皱褶，但左眼裂隙灯光带清晰锐利，角膜无水肿，无皱褶。

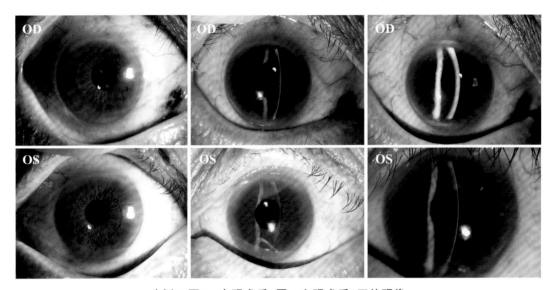

病例28图3　右眼术后2周，左眼术后1天外眼像

上排：右眼，下排：左眼。

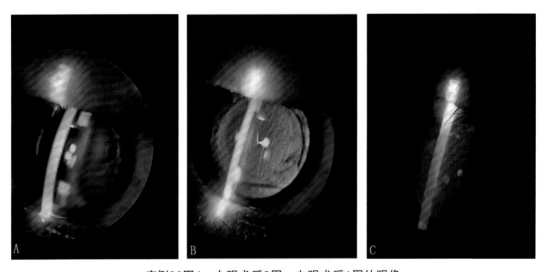

病例28图4　右眼术后3周，左眼术后1周外眼像

A：右眼视力0.4；B：右眼；C：左眼视力1.0。

此时，给患者右眼加用典必舒眼膏1次/睡前、氟米龙滴眼液3次/日及贝复舒滴眼液3次/日。

在用药1周后，即右眼术后4周，左眼术后2周时，患者主诉右眼不适症状减轻，右眼裸眼视力恢复到0.6。

患者右眼术后3个月来复查时，右眼后弹力层皱褶消失，双眼裸眼视力0.8，右眼外眼像如病例28图5示。

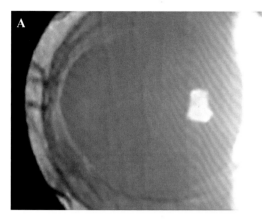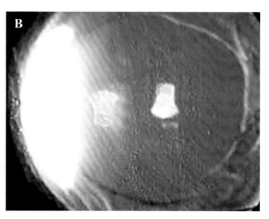

病例28图5　右眼术后眼前节照相

A：右眼术后4周复查，角膜后弹力层褶皱；B：右眼术后3个月复查，角膜后弹力层皱褶消失。

二、疾病介绍

Fuchs内皮性角膜营养不良（fuchs endothelial corneal dystrophy，FECD）1910年由奥地利眼科医生Ernst Fuchs首次描述，由于在疾病晚期会出现上皮大疱，因此Fuchs最初将其称为上皮营养不良，但最终认识到这种疾病主要影响角膜内皮，后弹力层上存在特征性的赘生物，称为滴状赘疣。随着角膜内皮病情进展，最终将导致角膜水肿。目前，全球大约有3亿30岁以上的人受到FECD的影响，预计到2050年这一数字将增加到4.15亿。FECD通常是一种遗传性疾病，女性好发。

FECD的诊断主要根据临床表现和病史。该疾病双眼发病，但可能病变程度不同。历史上，Krachmer量表被用于FECD严重程度的临床分级。Krachmer分级基于通过裂隙灯镜面反射照明法和后部反光照明法观察到的中央角膜滴状赘疣的密度。它的范围从G0到G4+水肿不等。G4+水肿期是最严重的一期，角膜中央区滴状赘疣融合面积＞5mm，并出现角膜基质或上皮的水肿。虽然许多患者在早期阶段通常没有主诉，但最近的研究表明，即使在第一阶段，患者也可能存在大量眩光和色觉缺陷。第二阶段的特征是滴状赘疣融合、角膜内皮细胞多形性和数量缺失。患者可能会主诉视力模糊和眩光，尤其是在早晨更加明显。在第三阶段，内皮功能障碍导致水肿，首先在基质中发生，然后进展至上皮。后部反光照明下可见角膜上皮水肿，随后合并形成大疱。患者经常出现视力模糊、眩光和光晕。大疱可能破裂，引起疼痛和异物感。第四阶段包括角膜周边的血管化和上皮下血管翳的形成、瘢痕和混浊，从而使患者的视力进一步恶化。本例患者将双眼外眼图像放大后，可看到清晰的散在分布的滴状赘疣，见病例28图6。

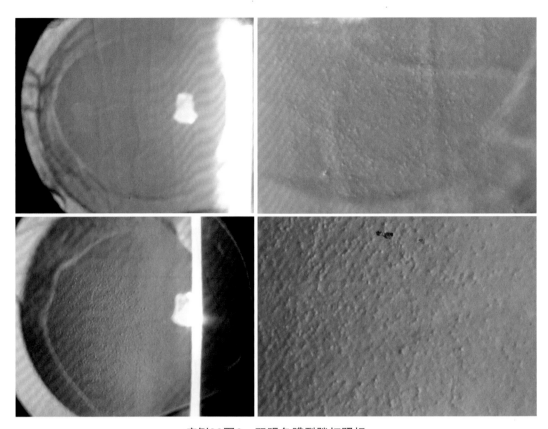

病例28图6　双眼角膜裂隙灯照相
上排为右眼，下排为左眼，左侧为低倍率，右侧为高倍率。

　　FECD的流行病学数据表明，FECD的发病年龄同患者出现白内障并需要进行白内障手术的时间具有统计学上的重叠性。而白内障手术反过来会导致FECD患者角膜病变加重，因此必须谨慎对待。在评估同时患有白内障和FECD的患者时，需要认识到角膜状况对术后结果的影响，告知患者预计视力恢复较慢，并可能出现角膜内皮失代偿，可能需要未来进行角膜内皮移植手术（endothelial keratoplasty，EK）或确定是否需要同时进行角膜内皮移植手术。

　　首先，临床医生需要确定视力下降的原因是白内障还是角膜病变。需要评估的内容包括患者病史、裂隙灯检查和其他诊断性检查。眩光、视力模糊和对比敏感度降低这些表现往往不足以区分FECD和白内障。裂隙灯检查对于判断白内障的程度、前房深度以及是否存在角膜水肿都非常重要。通常，需要至少500个/mm²的内皮细胞密度才能维持角膜清透，而计数<1000个/mm²的患眼很有可能术后出现角膜失代偿。但FECD的患眼很难准确测量角膜内皮细胞计数，且细胞计数不一定能充分代表其角膜内皮功能，因此在临床上评估FECD患者亚临床角膜水肿尤为重要（详见延伸阅读部分）。

三、病例点评

本例患者是一个典型的FECD患者，但双眼处于疾病的不同阶段。从术前的角膜内皮镜结果可以看出，左眼病变相对较轻，右眼病变相对较重，故而双眼进行白内障手术后出现了不同的转归，经过了术后密切的观察和精心的治疗后，双眼都获得了相对较为理想的结果。

对于视觉障碍明显的白内障但没有明显角膜水肿的患者，治疗方法首选单纯白内障手术。而且此类患者白内障手术不建议太晚进行，因为乳化致密白内障所需的超声能量可能会增加内皮损伤的风险。在手术过程中，可以采用减少角膜内皮损失的手术技术，例如软壳技术、拦截劈核技术和低流量灌注技术。在人工晶状体（intraocular lens，IOL）的选择方面，如果预计未来进行EK，则首选疏水性IOL，因为亲水性IOL存在混浊的风险。因此，除了术前风险评估外，白内障手术期间尽力减少术中并发症对于降低角膜失代偿风险也很重要。

四、延伸阅读

1. 检测亚临床角膜水肿　　在临床工作中，部分FECD患者并没有显著的角膜水肿，但通过一些特定的诊断试验可以帮助我们检测出亚临床水肿，并识别出角膜失代偿风险较高的患眼。Patel等人报告了scheimpflug成像的断层扫描结果，可用于检测FECD患者亚临床水肿。等厚线不规则、角膜最薄点移位、后表面局限凹陷等三个特征可以提示FECD眼的亚临床水肿。他们发现，没有以上任何一个特征、有一到两个特征和具备所有三个特征的眼的5年FECD进展风险分别为7%、48%和89%。因此，断层扫描的使用可以帮助预测哪些眼可能无法进行单独的白内障手术，或者将来需要角膜移植的风险更高。另据Cleynenbreugel等人报道称，使用共聚焦显微镜测量的基底上皮细胞层的反向散射代表了角膜的水合状态，因此也可以预测白内障手术后是否需要EK。

2. 飞秒激光辅助白内障手术　　理论上，飞秒激光（femtosecond laser-assisted cataract surgery，FLACS）可以减少FECD患者制作白内障手术切口时的角膜损伤。然而，研究显示接受FLACS的患者结果存在不一致。Koo等人研究发现，与传统超声乳化手术相比，接受FLACS眼的屈光结果没有差异。Yong等人发现FLACS在减少术后角膜内皮细胞损失方面优于传统的超声乳化术，尤其是对于中度至致密白内障患者。Einan等人报道，接受FLACS和角膜后弹力层内皮移植（descemet membrane endothelial keratoplasty，DMEK）的眼的移植物脱落率低，并且术中重新注入气泡的需要也降低。

3. 屈光结果　　FECD的患眼在接受DMEK治疗后会出现远视漂移，因为在FECD的后期，后角膜屈光力下降，且水平角膜增厚程度大于垂直角膜增厚程度，可能会出现角膜散光，这些变化都会对IOL的选择产生影响。Wacker等人的一项研究发现与无FECD的患者超声乳化术后相比，轻度FECD的远视增加0.25D，中度FECD的远视增加0.34D，重度FECD的远视增加0.37D。Campbell等人比较了DMEK联合白内障手术病例中多个公式的结果，发现除Haigis公式之外，其他公式都会导致远视误差。另一项研究发现双眼接受白内障联合DEMK的患者，第一只眼的屈光变化结果可以作为优化第二只眼屈光结果的参考。

4. 功能性IOL的使用　在一项对四只眼进行DMEK联合白内障手术和复曲面IOL植入的研究中，所有病例中都发现明显的柱镜下降以及裸眼视力和最佳矫正视力的改善。Price等人的一项研究报道，在DMEK之后进行白内障手术和使用景深延长型联合复曲面或双焦点的老视矫正IOL植入术时，可获得良好的视力结果。DMEK手术首先帮助清除角膜水肿，并为随后的白内障手术提供更准确的生物测量结果。另一项研究观察了在多焦点IOL植入后接受DMEK的9例患者的9只眼睛，也报告了良好的结果。光可调IOL是目前白内障领域较新的进展，其可实现术后IOL度数的调整。在2例患者的病例系列中，经过DMEK联合白内障手术后，光可调IOL的远距离裸视力达到了20/20或更好，使用光可调IOL可能是优化FECD患者屈光结果的一个机会。但我们要知道，尽管DMEK可改善晚期FECD患者视力结果，对于进行单独白内障手术或联合DMEK的FECD患者，使用功能性IOL都必须谨慎。

（病例提供者：何　渊　首都医科大学附属北京同仁医院）

（点评专家：何　渊　宋旭东　首都医科大学附属北京同仁医院）

参考文献

[1]Ernest F.Dystrophia epithelialis corneae.Albrecht Von Graefes Arch Klin[J].Exp Ophthalmol，1910，76：478-508.

[2]Edelhauser HF.The balance between corneal transparency and edema the proctor lecture[J].Invest Ophthalmol Vis Sci，2006，47（5）：1755-1767.

[3]Aiello F，Gallo Afflitto G，Ceccarelli F，et al.Global Prevalence of Fuchs Endothelial Corneal Dystrophy（FECD）in Adult Population：A Systematic Review and Meta-Analysis[J].J Ophthalmol，2022，2022：3091695.

[4]Krachmer JH，Purcell JJ，Young CW，et al.Corneal endothelial dystrophy[J].A study of 64 families[J].ArchOphthalmol（Chicago，Ill：1960），1978，96（11）：2036-2039.

[5]Watanabe SMD，Oie YMDP，Fujimoto HMDP，et al.Relationship between corneal guttae and quality of vision in patients with mild Fuchs' endothelial corneal dystrophy[J].Ophthalmology（Rochester，Minn），2015，122（10）：2103-2109.

[6]Joyce NC.Proliferative capacity of corneal endothelial cells[J].Exp Eye Res，2012，95（1）：16-23..

[7]Arshinoff SAMDF，Norman RBM.Tri-soft shell technique[J].J Cataract Refract Surg，2013，39（8）：1196-1203.

[8]Traish AS，Colby KA.Approaching cataract surgery in patients with fuchs' endothelial dystrophy[J].Int Ophthalmol Clin，2010，50（1）：1-11.

[9]Kaup S，Pandey SK.Cataract surgery in patients with Fuchs' endothelial corneal dystrophy[J].Community Eye Health J，2019，31（104）：86-87.

[10]Mojzis PMDPF，Studeny PMDP，Werner LMDP，et al.Opacification of a hydrophilic acrylic intraocular lens with a hydrophobic surface after air injection in Descemet-stripping automated endothelial keratoplasty in a patient with Fuchs dystrophy[J].J Cataract Refract Surg，2016，42（3）：485-488.

[11]Ali M，Cho K，Srikumaran D.Fuchs Dystrophy and Cataract：Diagnosis，Evaluation and Treatment[J].OPHTHALMOL THER，2023，12（2）：691-704.

[12]Patel SV，Hodge DO，Treichel EJ，et al.Predicting the prognosis of fuchs endothelial corneal dystrophy by using Scheimpflflug tomography[J].Ophthalmology（Rochester，Minn），2020，127（3）：315-323.

[13]Van Cleynenbreugel HMD，Remeijer LMDP，Hillenaar TMDP.Cataract surgery in patients with Fuchs' endothelial corneal dystrophy[J].Ophthalmology（Rochester，Minn），2014，121（2）：445-453.

[14]Koo EH，Paranjpe V，Feuer WJ，et al.Refractive outcomes in fuchs' endothelial corneal dystrophy：conventional and femtosecond laser-assisted cataract surgery[J].Clin Ophthalmol（Auckland，NZ），2021，15：3419-3429.

[15]Yong WWD，Chai HC，Shen L，et al.Comparing outcomes of phacoemulsififi-cation with femtosecond laser-assisted cataract surgery in patients with fuchs endothelial dystrophy[J].Am J Ophthalmol，2018，196：173-180.

[16]Sorkin N，Mednick Z，Einan-Lifshitz A，et al.Threeyear outcome comparison between femtosecond laser-assisted and manual descemet membrane endothelial keratoplasty[J].Cornea，2019，38（7）：812-816.

[17]Wacker K，Cavalcante LCB，Baratz KH，et al.Hyperopic trend after cataract surgery in eyes with fuchs' endothelial corneal dystrophy[J].Ophthalmology（Rochester，Minn），2018，125（8）：1302-1304.

[18]Wacker K，Cavalcante LCB，Baratz KH，et al.Hyperopic trend after cataract surgery in eyes with fuchs' endothelial corneal dystrophy[J].Ophthalmology（Rochester，Minn），2018，125（8）：1302-1304.

[19]Campbell JA，Ladas JG，Wang K，et al.Refractive accuracy in eyes undergoing combined cataract

extraction and Descemet membrane endothelial keratoplasty[J].Br J Ophthalmol，2021，106（5）：623–627.

[20]Augustin V，Weller J，Kruse F，et al.Refractive outcomes after descemet membrane endothelial keratoplasty？cataract/intraocular lens triple procedure：a fellow eye comparison[J].Cornea，2020，40（7）：883–887.

[21]Yokogawa H，Sanchez PJ，Mayko ZM，et al.Astigmatism Correction With Toric Intraocular Lenses in Descemet Membrane Endothelial Keratoplasty Triple Procedures[J].Cornea，2017，36（3）：269–274..

[22]Price M，Pinkus D，Price F.Implantation of presbyopia–correcting intraocular lenses staged after descemet membrane endothelial keratoplasty in patients with fuchs dystrophy[J].Cornea，2020，39（6）：732–735.

[23]Pereira NC，Diniz ER，Ghanem RC，et al.Descemet membrane endothelial keratoplasty in multifocal pseudophakic eyes[J].Arq Bras Oftalmol，2018，81（3）：183–187.

[24]Eisenbeisz HC，Bleeker AR，Terveen DC，et al.Descemet Membrane Endothelial Keratoplasty and light adjustable lens triple procedure[J].Am J Ophthalmol Case Rep，2021，22：101061.

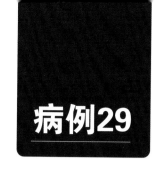

病例29

Fuchs综合征并发白内障

一、病历摘要

（一）基本信息

患者男性，32岁，主诉：左眼渐进性无痛性下降2年。

现病史：患者2年前无明显诱因下出现左眼渐进性无痛性视力下降，偶尔左眼出现眼红，但未就医。无视物变形、视物变色及眼前黑影飘动等。

既往史、个人史无特殊。否认家族遗传病史。

（二）专科检查

右眼视力0.8，矫正1.0（-0.5DS/-1.0DC×100°）；左眼视力：HM/眼前，矫正不提高。

右眼角膜清透，前房中深，KP（-），房闪（-），瞳孔直径约0.2cm，对光反射灵敏，晶状体清透，眼底可见视盘色可，血管走行正常，视网膜平伏。左眼角膜内皮面欠光滑，可及外周包绕片状混浊的点状病变，前房偏浅，KP（+），房闪（-），瞳孔直径约0.2cm，对光反射灵敏，晶状体全混浊，眼底不入（病例29图1）。

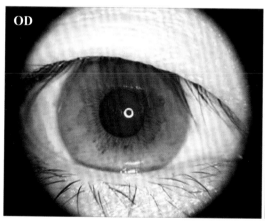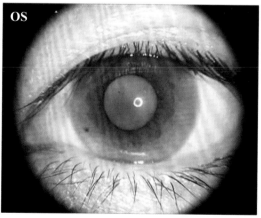

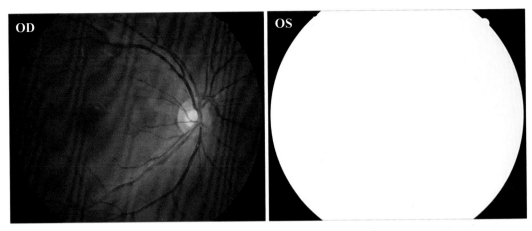

病例29图1　术前双眼前节照相和眼底照相

（三）辅助检查

1．角膜内皮镜　右眼角膜内皮细胞密度为2474.9个/mm²，左眼角膜内皮细胞密度为1871.0个/mm²。

2．眼底OCT检查　可见双眼黄斑区结构正常（病例29图2）。

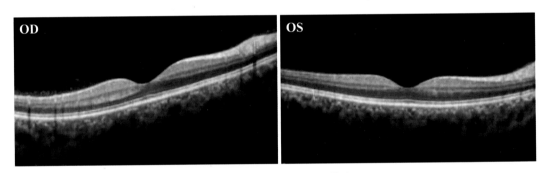

病例29图2　双眼底OCT检查

3．IOL Master 700生物测量　结果见病例29表1。

病例29表1　双眼生物测量结果

	眼轴	K1	K2	Cyl	ACD	LT	WTW
右眼	23.70mm	41.75D@156°	42.90D@66°	−1，15D@156°	3.05mm	4.02mm	12.3mm
左眼	23.92mm	40.27D@10°	42.96D@100°	−2.69D@10°	2.42mm	5.43mm	12.6mm

4．左眼前节裂隙灯照相　可见中等大小KP在角膜后呈弥漫性分布（病例29图3）。

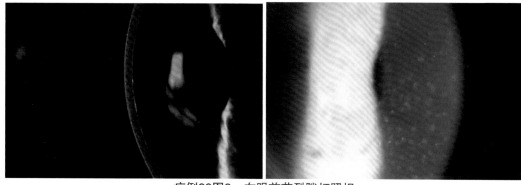

病例29图3　左眼前节裂隙灯照相

（四）诊断

1. 左眼并发性白内障

2. 左眼Fuchs葡萄膜炎综合征（fuchs uveitis syndrome，FUS）

（五）诊疗经过

根据患者术前光学测量结果及角膜地形图检查结果，总结该病例特点为：

1. 患者年龄较轻，左眼角膜内皮面存在星簇状KP及角膜病变，虹膜呈现典型的虫噬样脱色素外观，虹膜纹理变模糊，因而诊断为左眼FUS，左眼并发性白内障。

2. 患眼白内障已达到膨胀期，晶状体皮质液化明显，晶状体厚度明显增加（对侧眼晶状体厚度为4.02mm，患眼为5.43mm），患眼前房深度同对侧眼相比较浅（对侧眼前房深度为3.05mm，患眼为2.42mm）。

3. 根据患者术前光学测量结果及角膜地形图检查结果，患者具有较大的角膜散光，为其选择植入散光矫正型人工晶体。由于其前房较浅，选择应用Barret散光计算器，进行散光矫正型人工晶体度数及轴位的计算，由于其存在较明显的角膜病变，因此术前充分告知患者术后可能出现散光残留及视力提高不理想等可能性。

患者完善术前准备后，在局部麻醉下行左眼白内障超声乳化联合散光矫正型人工晶体植入术，术程顺利。

术后使用典必舒滴眼液4次/日及贝复舒滴眼液3次/日，术后1周复查时，患者术眼眼压升高至35mmHg，予以降眼压眼液布林佐胺噻吗洛尔2次/日，停用典必舒，换用百利特（醋酸泼尼松龙滴眼液）4次/日，3天后患眼眼压降至18mmHg。

术后1个月患者复查时，视力：右眼0.8，左眼0.8。矫正视力：右眼1.0（-0.5DS/-1.0DC×100°）；左眼矫正不提高；眼压：右眼16mmHg，左眼16mmHg。双眼前节照相像见病例29图4。

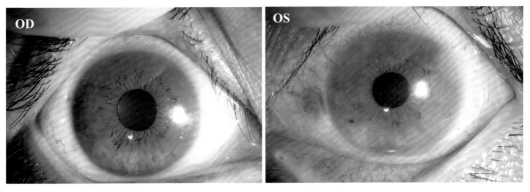

病例29图4　双眼术后前节照相

二、疾病介绍

FUS是一种慢性低度炎症性疾病，主要累及前葡萄膜和玻璃体，多为单侧发病（90%）。Fuchs首次报道了虹膜异色患者，同时伴有KP、睫状体炎、白内障，以及玻璃体受累。这种疾病曾经被称为"Fuchs虹膜异色性睫状体炎"，但命名为Fuchs葡萄膜炎综合征可能更加恰当，因为不是每个患者都存在虹膜异色，并且"睫状体炎"也不能充分描述从角膜内皮到玻璃体和视盘等其他受累结构。由于它的侵袭性不如其他葡萄膜炎，因此大多数患者长期无症状。如果出现症状，通常年龄在30$^+$~40$^+$岁，如玻璃体的漂浮物及出现并发性白内障导致视力下降等。

眼部炎症较轻，通常为白色的星状KP弥漫性地分布在整个角膜内皮面，与其他葡萄膜炎中典型的位于下方的KP有所不同。异色症在虹膜色泽较浅的患者中更为明显，患者可能在视觉症状出现前几十年就能注意到双眼虹膜颜色的差异。受累的虹膜通常由于色素脱失而变色，可能出现虫噬样外观，且虹膜的结构变化比异色症更早发生，会影响虹膜的所有层。与虹膜相关的其他病变包括虹膜结节，虹膜血管异常以及较少见的虹膜粘连。玻璃体炎在FUS的所有阶段都很常见，但较为轻微，很少导致视力下降，因此容易遗漏。FUS患者可存在视盘强荧光和周围血管渗漏，炎症反应也可导致脉络膜变薄。FUS的这些后段表现表明FUS可能也影响到整个葡萄膜。

三、病例点评

FUS是一种临床上多样的疾病，主要并发症白内障和青光眼。自从对FUS的首次描述以来，已经在该病的病因学上提出了不同的致病机制。大量证据表明，FUS的发病机制是前房中的低级别免疫反应性，最常见的是风疹病毒（rubella virus，RV），是欧洲（90%~100%）和美国的主要病原体。在东亚，巨细胞病毒（cytomegalovirus，CMV）是主要原因，其他的感染病因包括单纯疱疹病毒（herpes simplex virus，HSV）、弓形虫病等。

在其他葡萄膜炎中有效的皮质类固醇疗法对FUS可能是无效的。使用超声乳化方法对FUS患者进行白内障手术常规效果较好。在超声乳化受限的地区，小切口白内障手术是FUS患者进行白内障治疗的较为安全和可行的替代方案。青光眼是术后需要关注的问题之一，应在手术前后进行密切监测。

此患者病例特点有三：①左眼白内障病情已到达膨胀期，晶状体厚度明显增加，导致前房相应变浅，增加了手术难度；②左眼角膜病变明显，左眼角膜内皮细胞密度较对侧眼明显降低，六边形细胞比例为0；③拟植入散光矫正型人工晶体，所以对撕囊等要求相对较高。术前需要进行角膜散光的准确测量，术中进行准确的散光轴位标记及人工晶体的精准对位，术后需要对人工晶体轴位进行密切追踪，防止其出现轴位的旋转，影响散光矫正效果。

四、延伸阅读

临床上有很多FUS患者是由于白内障影响视力前来就诊。关于FUS患者白内障手术的结果，文献上存在争议。早期研究表明，FUS患者的白内障摘除术和后房人工晶状体植入术是安全的，可以带来良好的视觉效果，无重大的术中或术后并发症。Ram等在FUS患者中通过ECCE进行白内障手术并植入IOL，观察到轻度前房积血、葡萄膜炎、青光眼、晶状体表面色素沉着、玻璃体混浊和黄斑囊样水肿，术后晚期并发症有后发障、复发性葡萄膜炎和持续性青光眼等。Budak等人比较了对FUS患者分别进行超声乳化手术及囊外摘除术的效果，前房积血、严重葡萄膜炎和青光眼仅发生在通过囊外摘除术的患者中，因此认为超声乳化术术后效果更好，并减少了术中眼压突然降低和出血的风险。2010年，Srinivasan等人发表了FUS患者白内障手术中出现的Amsler-Verrey征象的报道，前房压力降低可能会导致位于房角的脆弱虹膜血管出血。术中使用高密度的粘弹剂填充前房有助于止血。

青光眼是FUS的常见并发症，也是视力丧失的主要原因。Merayo-Lloves等对各种不同类型的葡萄膜炎患者进行分析后发现，FUS占继发性青光眼病例的19%。可能由于人种及病因等的差异，FUS患者继发青光眼的患病率并不相同，文献报道为6.3%～59%。继发青光眼的可能原因包括虹膜基质和前房角的新生血管、小梁网炎症、小梁网硬化症、schlemm管塌陷和类固醇治疗等。

与FUS相关的青光眼常常对药物治疗、激光和手术治疗反应较差。LaHey和Jones分别报告，在FUS中药物控制青光眼失败率为73%和55.5%。另一项研究中，有66%的FUS继发性青光眼患者需要进行手术干预。使用丝裂霉素C联合小梁切除术是控制FUS继发性青光眼的手术方法之一。Ahmed青光眼引流器在治疗此类青光眼中也取得了较好效果。尽管进行了药物和手术治疗，仍有三分之一的患者出现渐进性视野丧失和视神经损伤，这表明青光眼是葡萄膜炎患者的一种未被充分认识的、威胁视力的并发症。

（病例提供者：何　渊　首都医科大学附属北京同仁医院）

（点评专家：何　渊　宋旭东　首都医科大学附属北京同仁医院）

参考文献

[1]Kimura SJ，Hogan MJ，Thygeson P.Fuchs' syndrome of heterochromic cyclitis[J].AMA Arch Ophthalmol，1955，54（2）：179-186.

[2]La Hey E，de Jong PT，Kijlstra A.Fuchs' heterochromic cyclitis: review of the literature on the pathogenetic mechanisms[J].The British journal of ophthalmology，1994，78（4）：307-312.

[3]Jones NP.Fuchs' heterochromic uveitis: a reappraisal of the clinical spectrum[J].Eye，1991，5（Pt 6）：649-661.

[4]Yang P，Fang W，Jin H，et al.Clinical features of Chinese patients with Fuchs' syndrome[J].Ophthalmology，2006，113（3）：473-480.

[5]Bonfioli AA，Curi ALL，Orefice F.Fuchs' Heterochromic Cyclitis[J].SEMIN OPHTHALMOL，2009，20（3）：143-146.

[6]Kardes E，Sezgin AB，Unlu C，et al.Choroidal Thickness in Eyes with Fuchs Uveitis Syndrome[J].Ocul Immunol Inflamm，2017，25（2）：259-266.

[7]Anwar Z，Galor A，Albini TA，et al.The diagnostic utility of anterior chamber paracentesis with polymerase chain reaction in anterior uveitis[J].Am J Ophthalmol，2013，155（5）：781-786.

[8]Rothova A.The riddle of fuchs heterochromic uveitis[J].Am J Ophthalmol，2007，144（3）：447-448.

[9]Chee SP，Jap A.Presumed fuchs heterochromic iridocyclitis and Posner Schlossman syndrome: comparison of cytomegalovirus-positive and negative eyes[J].Am J Ophthalmol，2008，146（6）：883-889.

[10]Barequet IS，Li Q，Wang Y，et al.Herpes simplex virus DNA identification from aqueous fluid in Fuchs heterochromic iridocyclitis[J].Am J Ophthalmol，2000，129（5）：672-673.

[11]Schwab IR.The epidemiologic association of Fuchs' heterochromie iridocyclitis and ocular toxoplasmosis[J].Am J Ophthalmol，1991，111（3）：356-362.

[12]Baarsma GS，de Vries J，Hammudoglu CD.Extracapsular cataract extraction with posterior chamber lens implantation in Fuch's heterochromic cyclitis[J].Br J Ophthalmol，1991，75（5）：306-308.

[13]Ram J，Jain S，Pandav SS，et al.Postoperative complications of intraocular lens implantation in patients with Fuchs' heterochromic cyclitis[J].J Cataract Refract Surg，1995，21（5）：548-551.

[14]Budak K，Akova YA，Yalvac I，et al.Cataract surgery in patients with Fuchs' heterochromic

iridocyclitis[J].Jpn J Ophthalmol，1999，43（4）：308-311.

[15]Srinivasan S，Lyall D，Kiire C.Amsler-Verrey sign during cataract surgery in Fuchs heterochromic uveitis[J].BMJ Case Rep，2010，2010：bcr1120092456.

[16]Melamed S，Lahav M，Sandbank U，et al.Fuch's heterochromic iridocyclitis：an electron microscopic study of the iris[J].Invest Ophthalmol Vis Sci，1978，17（12）：1193-1199.

[17]Norrsell K，Sjodell L.Fuchs' heterochromic uveitis：a longitudinal clinical study[J].Acta Ophthalmol，2008，86（1）：58-64.

[18]Tugal-Tutkun I，Guney-Tefekli E，Kamaci-Duman F，et al.A cross-sectional and longitudinal study of Fuchs uveitis syndrome in Turkish patients[J].Am J Ophthalmol，2009，148（4）：510-515.

[19]Rashid W，Lone I，Mir AM，et al.Fuchs Heterochromic Iridocylitis：Clinical Characteristics and Outcome of Cataract Extraction with Intra Ocular Lens Implantation in a Kashmiri Population-A Hospital Based Study[J].J Clin Diagn Res，2016，10（12）：NC13-NC16..

[20]Velilla S，Dios E，Herreras JM，et al.Fuchs' heterochromic iridocyclitis：a review of 26 cases[J].Ocul Immunol Inflamm，2001，9（3）：169-175.

[21]Jones NP.Glaucoma in Fuchs' Heterochromic Uveitis：aetiology，management and outcome[J].Eye（Lond），1991，5（Pt 6）：662-667.

[22]La Hey E，de Vries J，Langerhorst CT，et al.Treatment and prognosis of secondary glaucoma in Fuchs' heterochromic iridocyclitis[J].Am J Ophthalmol，1993，116（3）：327-340.

[23]Liesegang TJ.Clinical features and prognosis in Fuchs' uveitis syndrome[J].Arch Ophthalmol，1982，100（10）：1622-1626.

[24]Kok H，Barton K.Uveitic glaucoma[J].Ophthalmol Clin North Am，2002，15（3）：375-387.

[25]Esfandiari H，Loewen NA，Hassanpour K，et al.Fuchs heterochromic iridocyclitis-associated glaucoma：a retrospective comparison of primary Ahmed glaucoma valve implantation and trabeculectomy with mitomycin C[J].F1000Res，2018，7：876.

[26]Mohamed Q，Zamir E.Update on Fuchs' uveitis syndrome[J].Curr Opin Ophthalmol，2005，16（6）：356-363.

反式劈核钩预劈核技术在超高度近视合并硬核白内障手术中的应用

一、病历摘要

（一）基本信息

患者男性，72岁，主诉：双眼逐渐视力下降数十年，加重3年。

现病史：自幼双眼高度近视并弱视，最佳矫正视力曾达到0.2。

既往史：否认高血压、糖尿病史。否认外伤史及用药史。

个人史、家族史：无特殊。

（二）专科检查

视力：右眼：手动/30cm，左眼：指数/30cm，矫正不提高。光定位欠准确。眼压：右眼14mmHg，左眼13mmHg。双眼角膜透明，KP（－），前房深，Tyn（－），瞳孔圆，直径3mm，对光反射存在，晶状体核性混浊，呈棕黑色，Ⅴ级核。双眼眼底窥不入。

（三）辅助检查

1. 显然验光　检影不显影。

2. 眼前节照相　可见双眼晶状体核呈棕黑色（Ⅴ级核）（病例30图1）。

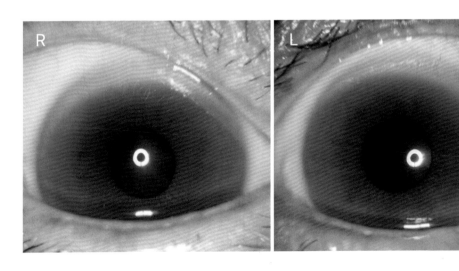

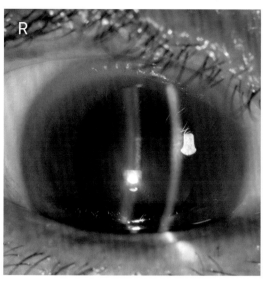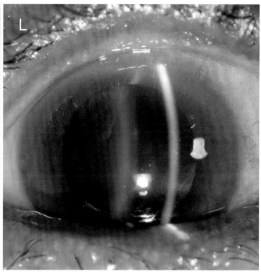

病例30图1　眼前节照相

3. IOL Master 700生物测量　眼轴：R 33.50mm，L 34.73mm；角膜曲率：R 43.09D，L 43.67D；前房深度：R 3.49mm，L 3.85mm。

4. 角膜内皮镜　角膜内皮计数：角膜内皮计数正常：右眼2568.1个/mm²，左眼2511.3个/mm²；角膜内皮细胞六边形比例：右眼58%，左眼59%。

5. 眼底照相　因屈光间质混浊，双眼底照相不清（病例30图2）。

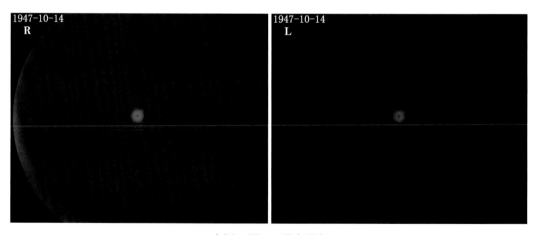

病例30图2　眼底照相

6. OCT检查　右眼测不出，左眼符合高度近视眼底改变，视网膜劈裂（病例30图3）。

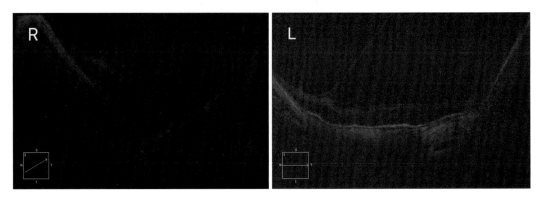

病例30图3　OCT检查

7. 眼部超声检查　双眼玻璃体混浊（病例30图4）。

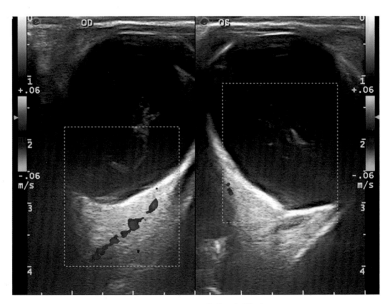

病例30图4　眼部超声检查

（四）诊断

1. 双眼年龄相关性白内障（含并发因素）

2. 双眼高度近视视网膜病变

3. 左眼视网膜劈裂

4. 双眼弱视

（五）诊疗经过

1. 术前规划　完善术前检查，术前与患者做好病情交代，以及术中、术后并发症和预后的分析和沟通，患者理解并要求手术治疗。

根据患者用眼需求：既往无戴镜习惯，要求术后不留近视，IOL选择：IOL计算采用适合长眼轴的Haigis L公式，选用A1-UV：R：-3D术后目标屈光度-0.43；L：-6D术后目标屈光度-0.52D。

2．手术过程　双眼分别表面麻醉下行"反式劈核钩预劈核＋PHACO＋IOL植入术"，手术顺利。

右眼小瞳孔术中处理方法如下：前房填充粘弹剂，囊膜剪自主切口进入前房，将虹膜瞳孔领做多处放射状剪切口，长约0.5mm，再次补充粘弹剂，瞳孔扩大至直径4.5mm，进行预劈核，随后超声乳化吸除联合IOL植入术。

双眼预劈核操作方法如下：连续环形撕囊后，将反式劈核钩从10：00点位角膜切口进入前房，侧倾后贴着晶状体核滑入囊袋内逐渐立起，使其弧形区域埋置于晶状体核与囊袋之间的皮质壳中，于10点位固定不动。将Nagahara长劈核器通过2：00点位的侧切口进入前房，滑入4点位的囊膜之下，双手向晶状体中心、沿同一径向相对发力，保持两件器械在水平方向上相向运动，劈开晶状体核，当两器械相遇于晶状体中心时横向外侧分离，使晶状体核完全分为两个半椭球。继而，保持反式劈核钩贴住右侧半个晶状体核不动，将Nagahara劈核器再次沿囊袋内滑入8：00位，并牵拉至中心，可以将右侧晶状体核再分为两份，继而进行传统的超声乳化程序（病例30图5）。

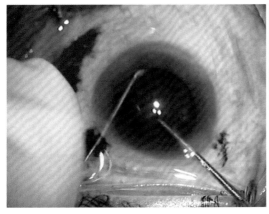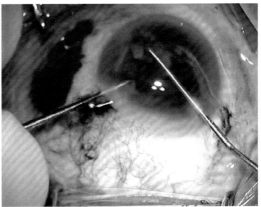

病例30图5　术中预劈核操作

3．术后情况

（1）术后1周眼前节照相：双角膜清，前房深，瞳孔圆，IOL位正（病例30图6）。

（2）术后眼底照相：双眼高度近视眼底改变，脉络膜萎缩斑，右眼后极部黄斑区萎缩斑（病例30图7）。

（3）术后角膜内皮镜：角膜内皮计数：右眼1972.5个/mm^2，左眼1277.7个/mm^2。

（4）术后OCT检查：双眼符合高度近视眼底改变，双眼视网膜劈裂，右眼黄斑裂孔（病例30图8）。

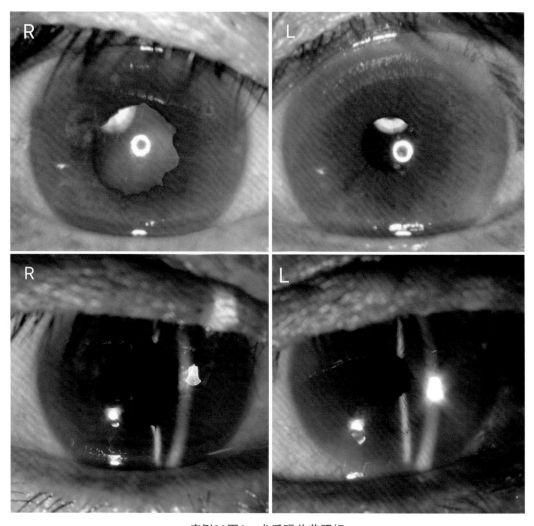

病例30图6　术后眼前节照相

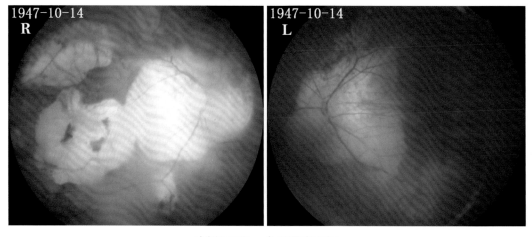

病例30图7　术后眼底照相

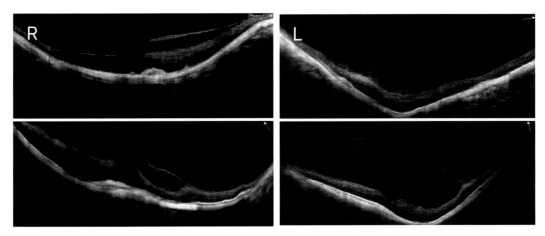

病例30图8　术后OCT结果

（5）术后3个矫正视力：右眼–1.0DS/+1.0DC×170°=0.05，左眼+1.5DS/+1.0DC×165°=0.2。眼压：右眼16mmHg，左眼15mmHg。双角膜清，前房深，瞳孔圆，IOL位正。患者视觉质量和生活质量明显改善，已能自理，满意度高。

二、疾病介绍

该病例特点和难度为：Ⅴ级硬核型白内障合并高度近视、小瞳孔。晶状体核较硬时，超声乳化时间较长，会对角膜切口、角膜内皮、虹膜等眼内组织造成一定的损伤，引起角膜失代偿等严重手术并发症。因此，尽可能降低有效超声能量和时间是提高白内障手术质量的关键因素之一。

传统的超声乳化劈核技术，在将针头埋入和固定晶状体核时仍然需要释放相当多的能量，并且对超乳设备和医生的术中手脚配合能力均有较高的要求，而这部分能量其实只提供了埋入针头的固定作用，并未对晶状体核起到乳化和破碎吸出的有效作用。反式劈核钩法预劈核是利用两支与晶体赤道部弧线对应的劈核钩，于囊袋内将晶状体核夹持固定后，以与"剪刀"相似的原理将晶状体核一分为二，再二分为三。在整个劈核过程中，由于没有超声能量的释放，可显著降低有效超声时间。劈核过程中未对囊袋施加力量，因此对高度近视晶状体囊袋和悬韧带也起到了保护作用。

三、病例点评

该病例的难点主要是Ⅴ级硬核白内障，伴有超高度近视、小瞳孔及视网膜劈裂等视网膜病变。技术核心点在于降低超声能量的使用、劈核完全、保护晶状体囊袋的悬韧带、减少眼内压的波动从而减少脉络膜出血、视网膜脱离、角膜内皮失代偿、悬韧带断裂等并发症的发生。

白内障超声乳化吸除术中，最为关键的步骤之一为劈核，尤其是对于伴有小瞳孔和大硬核的白内障病例。该病例通过囊膜剪松解瞳孔缘的张力来扩大瞳孔，并利用反式劈核钩法预劈核结合超声乳化技术，可以不消耗超声能量的前提下，手动将硬核完全地一分为二，并且不对悬韧带产生牵拉，保护了角膜内皮和晶状体囊袋，是处理硬核白内障的有效和安全的治疗策略之一。

需要注意的操作要点是，双手相向用力劈核的过程需要缓慢而稳定，左右手在同一径线方向上相向而行，使晶状体核保持在原位不动，防止因用力不均衡造成晶状体核的突然旋转而损伤悬韧带，确保劈核操作的安全。

四、延伸阅读

目前超声乳化吸除术联合人工晶体植入术仍是治疗白内障的主要方法，晶状体核的劈核操作是手术的关键环节，需要超声、负压之间相互转换以及操作者手脚间的协调和配合，因此也是技术上的难点。对于硬核白内障，传统的超声乳化劈核释放较高的能量，带来角膜内皮损伤的风险。手工预劈核技术可以减少术中超声乳化的能量和时间，减轻对眼内组织的损伤，是近年来白内障超声乳化手术研究的热点。目前公布的预劈核法均有一定局限性影响预劈核技术在临床的推广：Combo预劈核法和Andre Berger提出的双截囊针预劈核法都需要对晶体施加向下的压力，对悬韧带产生较大的牵拉，而且对硬核效果差；截囊针预劈核法虽然简单易行，但只适用于中等硬度以下的晶状体核；双钩预劈核法需要制作额外的切口；飞秒激光劈核对硬核效果差而且需要昂贵的设备。

反式劈核钩预劈核的方法，相比其他预劈核技术，操作安全，对核的固定性好，减少了超声能量的释放，对悬韧带牵拉小，适用于Ⅲ～Ⅴ级硬核、小瞳孔、核块活动性强的过熟期白内障，亦适用于晶体悬韧带存在异常的白内障手术，有着良好的临床普及和推广前景。

（病例提供者：陶　靖　首都医科大学附属北京同仁医院）

（点评专家：陶　靖　首都医科大学附属北京同仁医院）

参考文献

[1]Rali A，Grosel T，Fontus J，et al.Assessing the phacoemulsification learning curve using duration of each step[J].Journal of cataract and refractive surgery，2022，48（1）：44-50.

[2]Chen HC，Huang CW，Yeh LK，et al.Accelerated Corneal Endothelial Cell Loss after Phacoemulsification in Patients with Mildly Low Endothelial Cell Density[J].Journal of clinical medicine，

2021，10（11）：2270.

[3]Pooprasert P，Hansell J，Young-Zvandasara T，et al.Can Applying a Risk Stratification System，Preoperatively，Reduce Intraoperative Complications during Phacoemulsification？[J].Current eye research，2021，46（3）：318-323.

[4]Moshirfar M，Churgin DS，Hsu M.Femtosecond laser-assisted cataract surgery：a current review[J].Middle East African journal of ophthalmology，2011，18（4）：285-291.

[5]Berger A，Contin IN，Nicoletti G，et al.Middle prechop：Fracturing the middle portion of the nucleus[J].Journal of cataract and refractive surgery，2012，38（4）：564-567.

[6]Yao T，He W.Clinical application of double choppers pre-chop technique in phacoemulsification[J].Yan ke，2014，23（2）：86-90.

[7]Chen X，Liu B，Xiao Y，et al.Cystotome-assisted prechop technique[J].Journal of cataract and refractive surgery，2015，41（1）：9-13.

[8]Tang JC，Cui HP，Chu H，et al.A new application of capsulorhexis forceps in phacoemulsification：capsulorhexis forceps-assisted prechop technique[J].International journal of ophthalmology，2018，11（2）：337-339.

[9]Zhao Y，Li J，Yang K，et al.A Prechop Technique Using a Reverse Chopper[J].Journal of investigative surgery：the official journal of the Academy of Surgical Research，2019，32（3）：199-207.

[10]Zhao Y，Yang K，Li J，et al.Comparison between the prechopping method with a reverse chopper and the routine stop-and-chop method in treating cataract with grade IV hard nucleus[J].Journal francais d'ophtalmologie，2018，41（4）：315-320.

[11]Yang K，Song C，Li J，et al.Application of a prechop technique using a reverse chopper in small pupil cataract surgery[J].Annals of translational medicine，2020，8（18）：1189.

[12]Yang K，Li J，Zhang W，et al.Comparison of pre-chop technique using a reverse chopper and classic stop-and-chop technique in the treatment of high myopia associated with nuclear cataract[J].BMC Surg，2022，22（1）：206.